病院では
教えてくれない
不調の治し方

蓮村誠

大和書房

はじめに

ほとんどの症状は、自分で治すことができます！

病気を治すことと健康になることは違う

「近頃、めまいがするので自宅で血圧を測ったら上が180近くあった。病院に行けば薬が出され、ずっと飲み続けなければいけないから行きたくないが、このまま放っておくのも心配だ」

「酸っぱいものがこみ上げ、胸焼けが続くので病院に行ったら、逆流性食道炎だと言われてたくさん薬を出された。実は過去にも二度ほどなったことがあり、薬を飲んで治すのではなくて、ならないようになりたい」

「数ヶ月前に発症したじんましんを薬で抑えているが、飲むのを止めるとまた症状が出るので仕方なく薬を飲み続けている」

「家族に加齢臭がすると言われ、病院で検査を受けたが特別な異常はなく、医者からは歳をとれば誰にもあることで、基本的に健康だと言われた」

人は、具合が悪いと病院に行き、検査を受け、診断がつくと治療が始まります。つまり、医者の仕事は、病名をつけ、治療を行い、病気を治すことです。

しかし、病気を治すことが、必ずしも健康になることだとは限りません。確かに、薬を飲めば血圧は下がるし、じんましんも治りますが、本当の意味で健康になっていないので、薬を止めると症状が再発します。あるいは、いくら健康だと言われても、実際に加齢臭があり、それを年齢のせいにして、このままずっと人に加齢臭があると言われ続けるのは辛いのです。


このように、人が健康になる、というのは病気を治すことと同じではありません。朝気持ちよく目覚め、こころが元気で、体も軽やかに動き、食事を美味しく食べ、気持ちよく排泄があり、やりがいを感じる活動を十分に楽しみ、そして満足した気持ちで眠りに就ける。このような日々を送っている人を健康であると言います。

残念ながら、現代西洋医学は人が健康になるための医学ではありません。特別な症状な診断がついた病気を治すためのものです。ですから、特別な症状や病気をなくしたい時には役に立ちますが、実は多くの人が困っている症状や病気は、現代西洋医学のお世話にならずに、自分で治すほうがよほどちゃんと治せるし、二度とならないように予防することができるのです。

そのコツが、先ほどから述べている、健康になるという考え方に基づく方法です。病気を治すだけの治療法と、健康になるための方法の大きな違いは、前者は異常そのものに注目し、その異常にアプローチしてなくそうとするものであり、後者は人の生理機能のほんらいのバランスに注目し、そのバランスを取り戻すための手段を行う、ということです。

本書では、インドの伝承医学であるアーユルヴェーダの教えに従って、本当の健康を手に入れるための処方をお伝えします。

さらに、体の不調が現代西洋医学でどのように扱われているかということと、「ここまでは病院にかからなくてもいいよ。でもここまでいったら病院にいってください」という見極めポイントをあわせてご紹介します。

また、人の生理機能のほんらいのバランスを、アーユルヴェーダというインドの伝統医学の知識に基づき、3つのエネルギー（活動、燃焼、滋養）で表現しました。

アーユルヴェーダでは、人はこの3つのエネルギーのバランスが整っている時に健康が維持され、痛みや炎症などの症状がなく、こころと体は元気で生き生きとしている、とします。

例えば、活動のエネルギーが強くなり過ぎると血圧が上昇し、燃焼や滋養のエネルギーが強過ぎると蕁麻疹や加齢臭になります。

これらの3つのエネルギーのバランスは、日々の食事や生活の中で十分に整えることができます。まさに、自分の健康を自分で取り戻す、ということです。


健康とは検査で異常がないことではないし、治療をおこない病気は治ったから健康ですと医者に言われたから自分は健康なんだ、ということでもありません。

望めば誰もが自分で健康になっていくことができるし、それを自分でちゃんと感じることもできるのです。

ぜひ、自分に当てはまる症状を選び、本書に書かれてあることを実践し、今より健康になり、それを実感し、そしてもっともっと健康になって、いつか病院のお世話になる必要がない人になって欲しいと思います。

平成28年12月吉日

蓮村　誠

この本の使い方

現代西洋医学の処方

現代西洋医学とは私たちが普段、風邪をひいたり、怪我をしたりしたときに、病院で受ける治療のことです。日本での現代西洋医学の歴史はまだ浅く100年ほど。外科的な手術から遺伝子治療まで、現在の医療のほとんどは現代西洋医学にもとづいて行っています。現代西洋医学ではどのように病気を捉えるかというと、基本的には細胞単位で、その異常を診断し、治療法を決定し、治療をおこないます。治療は、薬物療法が中心で、その他、外科手術、放射線療法、心理療法などがありますが、多くの場合、副作用を伴い、目的とする症状は改善されても、別の病気になり、さらに別の治療をおこなう、ということが繰り返されます。

アーユルヴェーダの処方

アーユルヴェーダはインドで発祥した伝統的な医学で、中国医学（漢方）と並ぶ世界三大医学のひとつです。「予防医学」とも呼ばれ、心と体、行動（環境なども）のバランスで健康を捉えます。人間は3つのエネルギーのバランスで成り立ち、「活動」「燃焼」「滋養」のエネルギーであらわされます。病気の原因はエネルギーが乱れ、3つのエネルギーのバランスが崩れるからと考え、乱れたエネルギーを整えることで、全体のバランスをよくする医学です。

世界三大医学
- 中国医学
- アーユルヴェーダ
- ユナニ医学

私たちの体が持つ3つのエネルギー

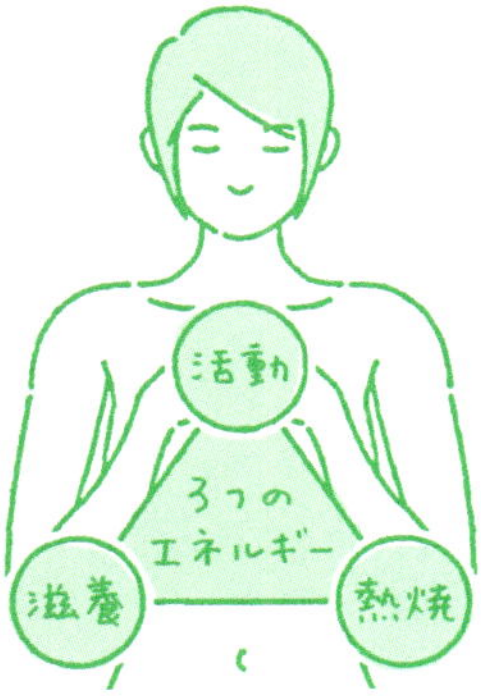

活動のエネルギー（ヴァータ）

心と体のあらゆる動き、活動、運搬、連絡などを司るエネルギー。血液の循環、食べたものの流れ、神経の伝達、ホルモンの分泌など。このエネルギーが乱れると、精神的不安、過食、冷え性、便秘、ふくらはぎのつり、月経不順、更年期障害、乾燥肌などを引き起こす。

燃焼のエネルギー（ピッタ）

心と体のあらゆる熱、燃焼、消化、代謝などを司るエネルギー。食べたものの消化、体温の産生、肝臓における解毒、皮膚の輝きなど。このエネルギーが乱れると、イライラ、胸やけ、湿疹、偏頭痛、体臭、下痢などを引き起こす。

滋養のエネルギー（カパ）

心と体のあらゆる安定、滋養、免疫力、体力、持久力などを司るエネルギー。愛情や寛容さ、強固で強い関節、強い免疫力など。このエネルギーが乱れると、抑うつ気分、花粉症、腰痛、胃もたれ、糖尿病、高脂血症などを引き起こす。

活力素（オージャス）

人が食事から得る最も純粋なエネルギーで、活動のエネルギーと燃焼のエネルギーと滋養のエネルギーの源。活力素が多くある人は、精神が安定しており、幸福であり、体も強く、免疫力が高いために病気になることがない。

毒素（アーマ）

食べたものがきちんと消化されず、体の組織にもエネルギーにもならずに、体内に残ってしまったもの。毒素は時間が経つと毒性を帯び、あらゆる病気の原因になる。

Contents

はじめに
ほとんどの症状は、自分で治すことができます！ 2

Case 01
食べ過ぎてしまう
摂食障害まで進行してやっと病気と診断
小腹が減ったら、夕方にフルーツを食べましょう
病院で治らない指数 20

Case 02
便秘、おならが出る
センナ薬などの下剤の処方をされる
ヨーグルトではなくラッシーを
病院で治らない指数 24

Case 03
胸やけ（逆流性食道炎）
胃酸を抑える薬を飲む
フットマッサージで副交感神経を優位に
病院で治らない指数 30

Case 04
胃もたれ、食欲不振
胃薬を飲んでも消化力は上がらない
昼食を1日のメインにしましょう
病院で治らない指数
34

Case 05
冷え性
冷え性という病名はありません
自分の冷えタイプを知りましょう
病院で治らない指数
40

Case 06
一日中眠い
検査で異常がなければ、生活指導のみ
「瞑想&腹八分目の食事」で解消できます
病院で治らない指数
48

Case 07
太りやすくなった
肥満改善薬を処方されるが、効果は一時的
脂肪を燃やすガルシャナ・マッサージをしましょう
病院で治らない指数
54

Case 08
わきが気になる
アポクリン汗腺の除去手術やデオドラント製品を使う
白砂糖をきび砂糖に変えましょう
病院で治らない指数
62

Case 09
貧血気味
鉄剤の投与が一般的
小松菜ピューレを食べましょう
病院で治らない指数
66

Case 10
足のむくみ
湿布や外用薬の処方、弾力ストッキング
急激に冷やしたドリンクを飲みません
病院で治らない指数
72

Case 11
頻繁に風邪をひく
咳止め、解熱剤、抗生物質などの投薬による対症療法
早寝で半分以上は治ります
病院で治らない指数
78

Case 12
血中コレステロール値が高い
食事療法と運動療法、コレステロールを下げる薬の処方
食前に刻みショウガレモンを食べましょう
病院で治らない指数
82

Case 13
糖尿病と診断された
インシュリン製剤の投与をすすめられる
スパイスで血管の毒素を浄化しましょう
病院で治らない指数
88

Case 14
首や肩のこり
マッサージ、指圧・鍼灸、磁気ネックレス、ストレッチ、湿布など
朝のレモン白湯で毒素をデトックス
病院で治らない指数
96

Case 15
血液ドロドロ
初期は生活指導、血液サラサラにする薬を投与することも
3種のスパイスミックスで血液を浄化しましょう
病院で治らない指数
100

Case 16
ふくらはぎがつる
特別な治療法はない
白ゴマ油を塗布して眠りましょう
病院で治らない指数
108

Case 17
おりものが多い
健康体であれば、誰にもある
いろいろな種類の雑穀を食べましょう
病院で治らない指数
112

Case 18
月経不順
ホルモン剤などの薬物療法が中心
無添加のアロエジュースを飲みましょう
病院で治らない指数
116

Case 19
PMS
ピルやホルモン剤で症状緩和
朝食、おやつに、レーズン入りホットミルクを飲みましょう
病院で治らない指数
124

Case 20
激しい月経痛（月経困難症）
痛み止めを飲む。子宮内膜症なら手術も
ホットミルクにヒマシ油を入れて飲みましょう
病院で治らない指数
128

Case 21
不妊症
ホルモン剤の服用から体外受精まで多岐にわたる
妊娠力を高める食事を摂りましょう
病院で治らない指数
132

Case 22
更年期障害
ホルモン補充療法（HRT）や漢方薬、抗不安薬など
オリーブ油、ココナッツ油で体の熱をとりましょう
病院で治らない指数
138

Case 23
吹き出物・ニキビ
抗菌性外用薬を塗ったり、抗生物質を服用
甘いものを控え、白湯をたっぷり飲みましょう
病院で治らない指数
144

Case 24
乾燥肌
ワセリン、尿素などの外用薬の塗布が主流
白ゴマ油を塗り、新陳代謝を整えましょう
病院で治らない指数
148

Case 25
爪が薄くてわれやすい
必要な栄養素を補い、ネイルクリームなどでケアする
爪にギーを塗りましょう
病院で治らない指数
154

Case 26
膀胱炎にかかりやすい
抗菌薬を3日～1週間程度服用する
麦茶を日中1ℓ飲みましょう
病院で治らない指数
158

Case 27
デリケートゾーンのかゆみ
性器を清潔にする、かゆみ止めの塗布
オーガニック・コットンの下着をつけましょう
病院で治らない指数
160

Case 28
花粉症・アレルギー性鼻炎
抗ヒスタミン剤などの対症療法が主流
間違った食べ合わせが毒になります
病院で治らない指数
164

Case 29
頭痛がひどい
鎮痛剤の処方が基本
キンキンする痛みには半身浴を
病院で治らない指数
174

Case 30
不眠症
睡眠薬は寝付きをよくしても睡眠の質は悪くなる
絹の5本指靴下で体を温めましょう
病院で治らない指数
180

Case 31
目の疲れ、かすみ
目薬は防腐剤が角膜に悪影響を及ぼすことも
目のオイル湿布で鎮静させましょう
病院で治らない指数
186

Case 32
口の中がネバネバする
歯周病以外は歯磨きか口腔洗浄液
舌掃除にはタンクリーナーを使いましょう
病院で治らない指数
192

Case 33
よく口内炎ができる
塗り薬は原因除去にはならない
チョコレート、カフェイン入りドリンクをやめましょう
病院で治らない指数
196

Case 34
声がかれやすい
薬を飲み続けるとポリープなどの原因にも
塩&ターメリックうがいで炎症を鎮めましょう
病院で治らない指数
200

Case 35
咳や痰が止まらない
薬で咳を抑え込んでも根本原因はなくなりません
塩・黒胡椒うがいで、痰を出し切りましょう
病院で治らない指数
204

Case 36
イライラする
向精神薬の副作用で、さらにイライラも
オリーブ油でマッサージして熱を冷まします
病院で治らない指数
208

Case 37
気分が憂うつである
精神安定剤は飲んでみないと効果がわからない
物を溜め込まず、こまめに掃除をしましょう
病院で治らない指数
212

Column
01 白湯の作り方 …… 38
02 アーユルヴェーダ式リラックス法 …… 52
03 肥満解消 3日間デトックス …… 60
04 軽い運動をしましょう …… 70
05 自分の日課を決める …… 76

06 重い食材一覧 94
07 スパイスの効果 106
08 ギーの作り方 110
09 適切な月経を迎えるための技術のまとめ 122
10 調理用油の豆知識 142
11 白ゴマ油を塗るだけマッサージ 152
12 正しい半身浴 218
13 オイルうがい 219

あとがき 健康と幸せの関係 220

病院では
教えてくれない
不調の治し方

食べ過ぎてしまう

摂食障害まで進行してやっと病気と診断

病院では食べ過ぎの原因は診断してくれない

過労や、学校・職場などの人間関係によるストレスでついつい食べてしまう、休みの前日にドカ食いに走ってしまうという人は、とても多いと思います。また日中忙しく、ゆっくりランチを摂れなかったりすると、夕飯で食欲に火が付き、ご飯だけでは満足できず、食後に甘いものを食べるなどして、やっと落ち着くというのが、食べ過ぎる人の典型的なパターンです。実はそのような、ついつい食べ過ぎてしまう理由のほとんどは、本当にお腹が減っているのではなく、心が落ち着きたいからです。実際、お腹に食べ物が入って胃が重くなると、心もぐっと安定したように感じます。

現代西洋医学では、ついつい食べ過ぎてしまう程度のことでは、まず病気とは診断されません。医師は胃腸の心配をするかもしれませんが、そこに心の状態が絡んでいると判断することはあまりないでしょう。

Case 01

女性に多くみられますが、食べ過ぎを繰り返していると、「太るんじゃないか」と思って、食べること自体に罪悪感をもちはじめる人がいます。すると、食欲を無理に抑え込み、それがまたストレスになり、その反動で際限なく食べるというサイクルに陥ってしまうことがあります。過食したことを「なし」にしようと嘔吐したり、下剤などを使って無理に体から出そうとする人も多いのです。

「食べる」「吐く」の悪循環にはまった状態はすでに病気で、いわゆる過食症や、拒食症という摂食障害です。そうなってしまうと、自分の力では到底抜け出せず、肉体も精神もたいへん辛い状況になります。病院では、この苦しい段階まで進んでやっと「摂食障害」と病名がつけられ、カウンセリングや認知行動療法などの治療が行われます。認知行動療法とは、自分の食生活や行動、体重の変化などを細かくノートに記載して、肥満につながる行動、生活、クセなどを自分で認識して修正する方法です。

しかし本当は、すでに病気は進行しているわけで、そのぶん治療にも時間がかかります。そうなる前に手を打つほうが、心も体もダメージが少なくてすむのは当然です。

すでに食べることがストレスのはけ口になっていたり、習慣化しているという自覚がある人は、なぜ食べてしまうのか、過食に走る根本原因であるストレスに上手に対処していくことが大切です。

小腹が減ったら、夕方にフルーツを食べましょう

疲れと空腹を勘違いしている

食べ過ぎてしまう原因は、「心が落ち着きたいから」とお伝えしました。ではなぜ、心がソワソワと落ち着かないのかといえば、疲れているからです。つまり、食べ過ぎの原因は、とてもシンプルで〝疲れている〟からなのです。

ではなぜ多くの人が食べるほうに走ってしまうのでしょうか。アーユルヴェーダでは、心身が疲れると、私たちが体内にもっている活動のエネルギーが乱れると考えます。活動のエネルギーが乱れると、緊張したり、心配したり、心が不安定になります。心と体の活動が忙しくなり過ぎる、といってもいいかもしれません。

疲れをとりたいのであれば、ゆっくり休息することが大切なのです。仕事を早く切り上げるとか、ゆっくりお風呂に入る時間をつくるとか、睡眠時間を多くとるなどして自身を整えていくと、徐々にストレスが緩和され、活動のエネルギーもバランスがとれてきます。でも仕事や家事を優先せねばならず、ゆっくり休むことができないとなると、多くの人がとりあえず食べて落ちつこうとしてしまうのです。

アーユルヴェーダでは、私たちの「生きる力」は食事で決まるといわれるほど、食

Case 01

事を大切に扱います。たびたび過食してしまう人に知ってほしいのは、食べる行為自体が悪いのではなく、その内容に問題がある場合がほとんどということです。「何を」「いつ」「どう食べるか」を知っていれば、食べ過ぎを防ぐこともできますし、食事は皆さんの心と体の健康を維持する一番の薬になります。

ストレスを軽減し、過食に走らずにすむアーユルヴェーダ的な食事のポイントとしては、夕方に旬の甘いフルーツをいただくことです。

夕方は、日中の活動の疲れが出やすい時間帯。フルーツは胃腸に負担がかからず30分ほどで消化され、速やかに滋養になります。また、夕飯の食べ過ぎや、夜の甘いもの食いも防いでくれます。

会社などで生のフルーツが食べにくい人は、ストレート果汁のジュースもいいでしょう。デーツ、イチジク、レーズンといったドライフルーツをつまむのも、おすすめです。果物のような、簡単に手に入るものを夕方につまむだけで、心が安らぎ、残りの仕事が効率的にこなせたり、夕飯の食べ過ぎを防げたりするのです。

また、夕食後どうしても甘いものが食べたくなる人は、リンゴとレーズンを、少量の水とシナモンで煮たものが、消化に負担がかからず、満足感があってよいでしょう。

便秘、おならが出る

センナ薬などの下剤の処方をされる
自己判断で市販薬は悪化の危険も

病院で治らない指数

現代西洋医学は便秘を病気として取り扱いません。排泄する時、痛みや出血といった異常を感じなければ何日かに1回でもかまわないとされているのが現代西洋医学の考え方です。ですから、便秘で医者にかかったとしても、日常生活のアドバイスはあると思いますが、下剤が処方されて様子を見ましょうとなる場合がほとんどでしょう。

下剤はドラッグストアなどで気軽に買えることもあり、下剤で便秘の解消をするのが常習化している人も多いのではないでしょうか。

市販薬であれ、処方薬であれ、下剤で便秘を解消しているうちは、自力で排便できるようにはなりませんし、根本からの便秘治癒にはなりません。

特に医師の診断を受けず、ドラッグストアなどで適当に選んだ下剤を飲んでいる人は要注意。一般的に「便秘」といった場合、機能性便秘といわれるものをさしますが、

Case 02

実は、機能性便秘には3つのタイプがあります。自分とは異なるタイプ用の下剤を飲んでいると、余計に便秘が悪化してしまうこともあるので、自己判断は危険です。

機能性便秘の3つのタイプは以下になります。

〈1〉弛緩性便秘

大腸の筋肉がゆるんだことによって起きる女性や高齢者、運動不足の人によく見られる便秘です。原因は、無理なダイエットや腹筋や背筋、脚の筋肉の衰えにより、便が押し出せなくなり、便秘になります。単に「便秘」とだけ言った場合は、この弛緩性便秘を指す場合が多く、最もポピュラーなタイプの便秘です。

病院では、生薬のセンナや大黄などが処方されます。センナや大黄の成分が腸のぜん動運動を促し、排便させます。

〈2〉痙攣性便秘

自律神経の乱れによって生じる便秘です。弛緩性便秘とは逆に、大腸が過敏で筋肉が必要以上に激しく動き過ぎ、まるで痙攣しているかのような状態になります。排便を促す腸のぜん動運動は腸が脈を打つように動く力で、腸の内容物を次の臓器へ送り出す運動です。痙攣しているように激しく動いているだけで便を送り出す力がともなわないと、やはり排便は起こりません。男性に多い傾向があります。病院では、ミネラル（酸化マグネシウム）を使った下剤などが処方されます。酸化マグネシウムで腸の水分量を多くすることで便を軟らかくし、腸への刺激を与えずに自然な排便を促します。

〈3〉直腸性便秘

習慣性便秘とも呼ばれる便秘で、便が直腸まで運ばれてきているのに、肛門付近の問題によってうまく排便できないことから発生する便秘です。痔などの病気や日頃から排便を我慢することが多い場合に発生します。坐薬や浣腸は3～10分と即行性があり、肛門への負担が軽いのでこのケースで処方されることが多い薬です。

自分の便秘のタイプに応じた下剤を正しく服用するという知識は確かに必要ですが、ここで知ってほしいのは、いくら下剤が簡単に手に入るからといって、下剤依存症になってしまうと最後には大変なことになる場合があるということです。

下剤は「強制的に腸の中のものをすべて出し切ってしまう」ものです。通常の排便

Case 02

は、食べ物のカス、古くなって腸壁から剥がれ落ちた細胞、不要なミネラル、腸内細菌などが便として出されますが、下剤は腸内を健康に保つために必要な善玉菌、悪玉菌といった細菌まで根こそぎ排出してしまうのです。

健康な腸内は、善玉菌と悪玉菌が一緒に暮らしています。悪玉菌は少ないほうがよいですが、善玉菌は悪玉菌に対抗することで効果を発揮するため、まったくゼロでもだめなのです。善玉菌が優位な状態で、悪玉菌と共存を保っているのが健康な腸の状態です。

下剤を飲むことで、善玉菌も悪玉菌も排出されてしまうと、腸は薬によって荒れてしまい、悪玉菌が増えやすい状態になります。悪玉菌は有害物質を作り出し、下痢や腸炎を招きます。下痢状態になると、体の水分を大量に失います。水分が減るとまた便秘に拍車がかかります。最終的に腸がぜん動運動を起こす力さえ奪い、「もはや自力で排便する力すらない」という状態になってしまうこともあるのです。腸の働きが悪化すれば、消化力も落ちてきます。すると食欲も下がり、活力や体力も落ちてきます。体全体が悪循環に陥るのがわかりますね。

下剤を気軽に飲んでいる人も少なくないと思いますが、はっきりいっていいことはひとつもありません。下剤依存は絶対にやめるべき便秘対策なのです。

ヨーグルトではなくラッシーを

ヨーグルト単体は消化しにくいのでNGです

アーユルヴェーダでは、毎日排便がないことは、ほうっておくとほかの病気を招くこともあるため、病気のひとつとされています。

機能性便秘は、食生活や生活習慣などが原因となっているものがほとんどです。つまり本来、食生活や生活習慣を見直せば、ほとんどの便秘は、改善するものなのです。一般的な病院でも、腸内環境を整えるために、「ヨーグルトをよく食べましょう」などのアドバイスがあります。しかし、アーユルヴェーダでは、ヨーグルトは冷たくねっとりしていて消化に重い食事のため、便秘にはおすすめしません。その代わり、ヨーグルトを水で薄めたラッシーが便秘に効果的です。家庭でも簡単に作ることができます。ガスが溜まってお腹がはる、おならがよく出るという症状にも効きます。

アーユルヴェーダでは、便秘のタイプは、大きくわけて2つと考えます。コロコロとした硬い便が週に1回～2回出るタイプ、もう一方は、ねっとりした、重たく沈む便が数日に一度出るタイプです。このラッシーは、いずれのタイプにも有効です。両方とも、1週間程度、朝と昼食後に毎日続けてみてください。ちなみに、軟らかく下

Case 02

痢っぽい便が続く人は、クミン&塩ラッシーの塩を、キビ砂糖にしたラッシーが効果的です。

ラッシーを飲むほか、便秘の人に心がけてほしいこととして、朝いちばんに白湯を飲み（P38）、トイレにいって排便の習慣をつけることです。排便というのは体に習慣化させると、毎日定時に働くという性質がありますので、これを利用します。毎朝決まって便座に腰かけます。排便しようときばる必要はありません。そうすることで、人は排泄するようになってくるものです。

また、ダイエットなどのために食事から油分を徹底的に排除した結果、便秘になることもあります。アーユルヴェーダでは、普段から適度に油を含んだ食事をすることは、便秘に限らず体によい食生活の基本のひとつです。

《クミン&塩ラッシーの作り方》

●材料＝無糖ヨーグルト、水、クミンパウダー、塩

①無糖ヨーグルト（1）：水（6）の割合でよく混ぜる。

②クミンパウダーと塩を各1つまみ入れ、よく撹拌する。

胸やけ（逆流性食道炎）

病院で治らない指数

胃酸を抑える薬を飲む

H2ブロッカーは消化不良を招く

胃酸が逆流し、食道が炎症を起こすことで起こる胸やけ。すっぱいものがこみ上げてきて、胸元あたりがムカムカするように感じる症状です。胸やけが慢性化し、食道が焼けるような灼熱感があったり、激しい胸の痛みをともなったりする逆流性食道炎を患う人も増えています。

なぜ胃酸が逆流するかというと、通常は食道と胃の間には弁があって、胃酸が逆流しないようになっていますが、この機能が低下してしまったり、胃に強い圧力がかかったりすると、逆流してしまうのです。

原因は、飲み過ぎ、食べ過ぎにはじまり、ストレス、喫煙、便秘、妊娠による腹部の圧迫などがあります。

Case 03

病院では、消化に良い食事をすることや、過食を控えること、食後すぐに横にならないこと（胃酸が逆流するため）などを指導されるほか、胃酸がとにかく出過ぎていると考えるため、胃酸の分泌を抑える薬を処方されることが多いものです。

胸やけをした時、市販薬ですませる人も少なくないと思いますが、薬で一時的に症状をコントロールすることはできても根本的な治療にはなりませんし、副作用が出る場合もあります。

たとえば、胃酸の分泌を抑えてくれる薬の成分にH2ブロッカーというものがあります。以前は医師の処方箋にだけ使用できるものでしたが、今は市販薬にも使われており、その名前を製薬会社のテレビCMなどで覚えた人もいるでしょう。

このH2ブロッカーは胃酸の出を強くブロックしますから、暴飲暴食などによる胃の荒れからくる痛みは解消してくれる一方、消化不良を起こします。胃酸の分泌を弱めたことで、食べ物を消化できなくなれば、胃もたれになったり、胃酸の腸における殺菌効果が失われ、小腸に炎症が生じることもあります。

多くの薬に当てはまりますが、薬の服用は諸刃の剣のような危険性をはらんでいるものが多いのです。自己判断で長期服用するようなことはくれぐれも避けましょう。

フットマッサージで副交感神経を優位に

交感神経との意外な関係

アーユルヴェーダの考え方では、過剰になっている胃酸の分泌を薬で抑えるのではなく、胃酸の働きを整えるという方向で治していきます。つまり、胃酸が逆流してこないようになれば胸やけも治まります。

アーユルヴェーダ的に考えると、胃酸を逆流させているのは、お腹を起点にした活動のエネルギーが乱れているためです。活動のエネルギーはへそ辺りを中心に上向きのものと下向きのものの2つがあります。この2つは自律神経を司っていて、上向きのものは交感神経系、下向きのものは副交感神経系になります。

胃酸が逆流するというのは、上向きの活動のエネルギーが過剰になっており、下向きの活動のエネルギーが不足しているということです。この2つのエネルギーがバランスよく働くようになれば、胃酸の逆流は治まります。

そのための良い方法のひとつが、白ゴマ油（P152）によるフットマッサージです。上方向に過剰に働いている活動のエネルギーを下におろすためですから、下から上に向かってマッサージをすると逆効果になります。以下の2点に気をつけましょう。

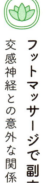

Case 03

＊女性は左脚、男性は右脚から行います。

＊マッサージ後は、オイルを拭きとって休みましょう。オイルのベタつきが気になる人は、さっとシャワーを浴びてもいいです。

ほかに、活動過多は交感神経が優位になり、興奮しやすく落ちつきがなくなります。「立ち食いや早食いをする」「ぺちゃくちゃおしゃべりをし過ぎる」「息が上がるようなハードな運動をする」といったことも控えめにしましょう。運動は、ゆるやかなストレッチや、ヨガなどを午前中に行います。

《フットマッサージの仕方》

①オイルを少量手にとり、両手で膝下を上から下におろすようにさすります。

②足首はくるくると円を描くように。

③足の甲は、上から足指のほうに向かって、手のひらをスライドさせるように。

④足指は、付け根から指先に向かって、1本ずつさすります。

⑤かかとはくるくると、円を描くように。

⑥足裏は、手のひらでスライドさせてこすります。

胃もたれ、食欲不振

胃薬を飲んでも消化力は上がらない

発泡剤ですっきり感を得ているだけ

胃もたれは、胃の中に未消化の食べ物が残っているような状態を不快に感じる症状です。胃酸が強くなってしまっているために起こる胸やけ（Ｐ30）とは違います。逆に胃酸が弱くなっていたり、食べ物を消化する力が弱ってしまっていることで起こります。

タイプとしては、

〈1〉朝、まったく食欲がない
〈2〉食後に胃がもたれる
〈3〉食後3時間以上たってもお腹が重い

などに分類されます。

〈1〉と〈3〉は胃の働きが弱っているため。〈2〉は食べ過ぎが主な原因とされています。

病院で治らない指数

Case 04

病院に行くと、大体が消化剤など、消化を促す胃薬を処方されます。

消化剤を飲むと胃がすっきりしたかんじがするのは、発泡剤など、爽快感をかんじさせる物質が薬に入っているからです。とはいえ、その薬によって胃腸本来の力が戻り、消化力が本当に上がっているわけではありません。

一時的に胃腸の働きを助けてくれるような気分にさせてはくれますが、結局胃腸の負担はかわっておらず、無理がかかっているままです。

自分の力で消化できる胃に戻さなければ、根本の解決にはいたりません。食べ過ぎたらとりあえず消化剤を飲むというのは、賢明な判断ではないのです。

また、胃もたれの状態が長く続いたり、消化剤を飲んでもすっきり感がないような場合は、胃もたれではないかもしれません。早めに検査を受けて原因を突き止めることが大切です。たとえば、胃の出口付近にがんや腫瘍ができていて胃の内容物が通りにくくなっていたりする場合は、薬を飲んでも改善されないことがあります。

昼食を1日のメインにしましょう

食事のときは白湯を1杯

アーユルヴェーダでも、胃もたれは消化力が弱っているために起こると考えますが、対処法が異なります。薬に頼ることなく、胃の働きを整えていきます。

□食欲にムラがある
□食後にゲップが出る
□お腹の膨満感を感じたり、ガスが出やすい
□1食くらい抜いても平気

以上の項目にひとつでも当てはまるものがある人は胃の消化力が弱っています。本来健康な人は、3時間で食べたものが速やかに消化され、お腹がすいてくるものです。人の消化力は1日の中で変化することを知っているでしょうか。消化力は、朝がいちばん弱く、昼が最も強く、夜は昼よりいくらか弱くなります。つまり、消化力の強さは、朝：昼：夜で1：3：2ということです。食事の量も、消化力の強さに合わせ、朝1、昼3、夜2の割合で食べると、胃に負担をかけずにすみます。まずはそこから改善してみましょう。

Case 04

1日の中の消化力の変化を知らず、夕飯を1日の食事のメインにしている人がとても多いと思います。夜にたくさん食べてしまい、翌日昼まで胃が重いという経験をしたことがある人は多いと思いますが、それは本来の消化力を超えた夕飯を食べる習慣を続けた結果、消化力が徐々に弱ってしまったからです。

夜の接待が多い人は、お店の人に頼んで、お湯を1杯いただきましょう。水は冷たいため、胃腸を冷やし、かえって消化力を弱める場合もありますから、お湯がよいのです。私もレストランで食事をするときは、必ずお湯をカップ1杯頼んでいます。

ちなみに、お昼を1日の食事のメインにするというのは、ダイエット中の人にもおすすめの食べ方です。とんかつでも、フルコースでも、食べたいものがあるなら無理に我慢したりせず、お昼のいちばん消化力がある時にいただくようにします。食べるタイミングが変わるだけで、痩せやすくもなるのです。

消化力があるということは、気持ちよく食べることにもつながりますから、心の満足感もそれだけ大きくなり、そのほかの食べ過ぎを防ぐこともできます。

Column 01

白湯の作り方

白湯は消化力を高め、毒素の排泄を促し、消化器系のバランスを整えてくれる最高の薬です。食事の際、カップに1杯、あつあつの白湯をすするようにして飲んでください。こうすることで、弱った消化力を高めることができます。

《用意するもの》

- 水、やかん

《白湯の作り方》

①やかんにきれいな水を入れて、強火で沸かす。
②沸騰したらふたを外し、大きな泡がぶくぶくと出るくらいの火加減にして、換気扇を回して、10~15分ほど沸かしつづけます。
③すぐに飲む分以外は、保温ポットなどに入れて。小型の魔法瓶に入れて、外出先でも飲めるようにしておくのもおすすめ。

*水は水道水でOK。ミネラルウォーターを使う場合は、日本でとれた水がよいでしょう。アーユルヴェーダでは、自分が住んでいる土地のものがからだに適している

とされるからです。

＊1日に700〜800㎖（カップ5、6杯程度）を目安に飲みます。1ℓ以上飲むと、栄養が流れ、からだが弱ることもあるので気をつけましょう。

＊コップ1杯の白湯をすすりながら食事をすると、消化の助けになります。

＊なるべく熱いままがよいですが、体温以上なら自分の好みの温度でかまいません。

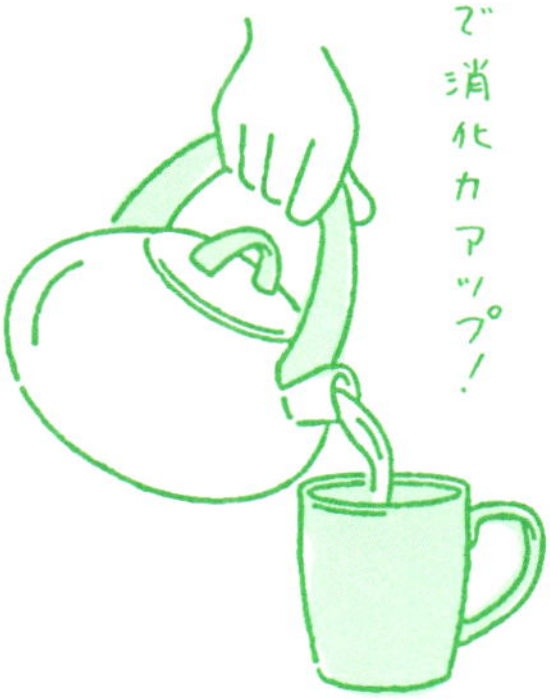

冷え性

冷え性という病名はありません

ビタミン剤や漢方を処方し、様子見

私は長年の診察から成人女性の90％以上は冷え性だと思っています。実際悩んでいる方もたいへん多い症状ですが、そもそも、現代西洋医学には冷え性という病名がないので病院に通って改善しようと思ってもなかなか思うようにはいかないでしょう。

現代西洋医学には冷え性についての定義がなく、冷えとは末梢の血管が収縮して、皮膚にくる血液が不足している状態と考えます。この症状が進み、手足や腰などの特定の部分が冷たく不快に感じられる状態が慢性的になると、「冷え症」とされるのです。病気とはとらえていないため、「冷え性」ではなく、「冷え症」と書きます。

血行が悪く、血流が滞りがちな体質のためと診断されると、血行を改善するためのビタミンE剤や、血流改善のサプリメント、漢方薬などが処方されて様子をみる場合がほとんどです。でも、それでは改善されない人も多いのが実情です。

病院で治らない指数

Case 05

ビタミン剤などの薬では、冷え性になってしまった元々の原因を改善できているわけではないので、飲まなくなればすぐに手足は冷えていきます。悩んでいる当人も、体質だからと半ばあきらめて病院に通わなくなったり、自分でカイロを貼ったり、服を着込んだりと表面から温めることをして、その場をしのいでいることが大半ではないでしょうか。

ここにひとつ落とし穴があります。実は冷え性改善のために体を温めるといっても、やみくもに温めればいいというものではありません。冷えのタイプによっては、半身浴で体を温める、靴下の重ね履きをする、腰を使い捨てカイロで温める、有酸素運動をするなどが有効ではなく、むしろ悪化させることもあるのです。

また、冷えがあると、抑うつ感、イライラ、集中力の低下、不眠、慢性疲労といった精神面の症状があらわれることも多いものです。医師は、その症状に着目して「自律神経失調」や「更年期障害による不定愁訴」として診断することもあります。すると、精神安定剤を処方されたり、女性ホルモンを補充することで症状を改善させる処置が行われる場合もあります。

つまり、現代西洋医学的に「冷え性」の改善は、あくまで症状に対処する対症療法が行われているだけで、冷えの根本治療を行うものではないのです。

自分の冷えタイプを知りましょう

消化できないから毒が溜まって冷える

長年のクリニックでの診察から、女性の90％以上の人が冷え性だとお伝えしました。中には、私は手足がいつも温かい、むしろ体は熱いなどという人もいますが、自身の冷えに気が付いていない隠れ冷え性だったりする場合も多くあります。

中医学では、冷えは「万病の元」といいますが、それはアーユルヴェーダも同じです。体温が低いということは、食べ物を消化する力がそもそも弱いということでもあり、体に毒素を溜め込む要因でもあります。毒素というのは、食事がちゃんと消化しきれずに残った未消化物で、それがさまざまな病気を引き起こす原因となりますから、「冷え」は万病の元になりえるものなのです。

また、単に手足が冷たいかどうかだけではなく、冷え性には5つのタイプがあります。自分がどのタイプかをきちんと見分けましょう。

タイプが違えば、改善策も違ってきます。前述しましたが、間違った対処法により症状が悪化する場合もあるのです。以下のチェックテストを行ってみましょう。数の

Case 05

多いものがあなたの冷え性のタイプです。

《冷え性のタイプ　チェックテスト》

〈A〉

□顔色がくすんでいて暗い

□いつも漠然とした恐怖がある

□年に何度も風邪をひく

□少しの活動ですぐに疲れてしまう

□嬉しいことや素敵なことがあっても喜んだり感動できない

〈B〉

□あまり空腹感を感じない

□食事を美味しいと思うことがあまりない

□食後に眠くなってしまう

□食事量は少ないのに体重が増えてしまう

□便は出にくく、粘っこくて、水に沈む

〈C〉

□体は寒くないが、手や足などの末端が冷えている

□気持ちが不安定になりやすい

□寝付きが悪く、なかなか寝られない

□便が硬く、コロコロしており、毎日は出ない
□肌が乾燥しやすく、冬など粉をふいてしまう
□やる気や情熱がなく、願望をもてない

〈D〉
□ふだんから胸が苦しい感じがあり、活動すると動悸がする
□最近、とくに記憶力が落ちていると感じる
□視力が急激に落ちている
□嫌なことを忘れることができず、いつまでも考えてしまう

〈E〉
□気分が重く、うつ傾向がある
□全身がむくんでいる
□自分に自信がもてず、積極性がなく、内向的である
□今以上の成長や進化は望んでおらず、今のままでいいと思う
□体重が増加しており、そのことをいつも気にしている

《対処法》

〈A〉活力素が低下

体全体に活力素がなく弱っています。活力素が増える食事を積極的にします。

Case 05

↓炊きたてのご飯を食べる、無農薬の新鮮な旬の野菜を調理して食べる、できたての温かい食事をする、ギー（P110）を調理に使う、よく熟れた甘い果物、アーモンド、生のハチミツ、温かい牛乳を摂る。アルコールを控える、コンビニの食事をしない。

また、半身浴を頻繁に行ったり、ランニングなどの有酸素運動をすることはおすすめしません。余計に活力素を消耗してしまうからです。

〈B〉**消化力が低下**

胃腸が弱っているので、消化力を復活させるようにします。

↓3種混合スパイスを使います。クミン：ジンジャー：コリアンダーを1：1：1で混ぜたものを、食後、ティースプーン1杯、白湯（P38）で飲みます。

〈C〉**活動のエネルギーの乱れ**

活動過多になりがちで疲れています。いわゆる、末端冷え性はCタイプです。

↓自分の日課を決める（P76）、全身のオイルマッサージ（P152）、正しく半身浴（P218）をします。睡眠をたっぷり8時間はとります。汗をかくような運動や長風呂は避け、体力を消耗しないようにします。

〈D〉燃焼のエネルギーの乱れ

精神的な苦しみや悲しみを抱えていたり、願望がなかなか叶わないでいると、やる気が起こらず元気がでません。アーユルヴェーダは、心と体はひとつと考えます。心の冷えは体の冷えともリンクしているのです。

↓朝か夕方に、半身浴をしながら胸のピッチタラナをします。ピッチタラナは、いわばオイルの温湿布です。弱った心臓のエネルギーをパワーアップさせます。半身浴の温度は39度程度、時間は長くて20分までです。顔からうっすら汗をかくまでやったらおしまいにします。

また日光に当たり過ぎたり、靴下の重ねばきをしたり、カイロで体の一部を重点的に温めるような行為はおすすめしません。燃焼のエネルギーは、本来「熱い」という性質をもっています。必要以上に温め過ぎると「熱さ」が悪化し、イライラしたり、攻撃的になったり、焦りが出て逆効果になります。

〈E〉滋養のエネルギーの乱れ

Case 05

過食や、重い食事が続くなどして、心身がダルく重たい状態になっています。
→消化に重い食事（Ｐ94）は体を冷やす元です。とくにケーキやアイスクリームなど甘いものは避けましょう。エアロビクスや軽いランニングなど適度に汗をかく運動を定期的に行うとよいです。

《ピッチタラナのやり方》

①小さいボウルに人肌に温めた白ゴマ油（Ｐ１５２）を用意して、大きめの化粧用コットンを数枚ひたします。

②心臓の上あたりに、常に温かいオイルコットンが置かれるように、冷めてきたら次のコットンと置き換えます。

一日中眠い

検査で異常がなければ、生活指導のみ

食後に眠くなるのは要注意

寝ても寝ても疲れがとれず、食後に必ず眠くなる。頭も体もすっきりしないという人はけっこういると思います。それもこれも忙しいから仕方ないとそのままにしているのではないでしょうか。

現代西洋医学では、「疲れやすい」といって病院に行った場合、検査などで特に異常がなければ病気とはみなしません。生活リズムや食生活を整え、十分な睡眠や運動をするようにアドバイスをされておしまいということがほとんどでしょう。

気を付けてほしいのは、食後に眠くなる症状が重い人です。「夜10時間以上眠っているのに、日中も耐え難い眠気に襲われる」「電源をパッと落としたかのように、突然眠り始める」といった症状に思い当たる人は過眠症という睡眠障害が疑われます。「日中でも起きていることができない病気」かもしれないのです。

Case 06

過眠症には3つのタイプがあります。

1つめは「ナルコレプシー」という病気です。その特徴は日中、突然の激しい眠気に襲われ、どんな状況下でも寝てしまう、というものです。1回の眠りは長くなく、10分から20分程度です。10代の若い人に多い傾向があります。

2つめは「突発性過眠症」です。ナルコレプシーと同様に、日中に突然の睡魔で寝てしまうのですが、この病気の特徴は長く寝てしまう、ということです。1、2時間、人によっては5時間ほど寝てしまうこともあります。

3つめは「反復性過眠症」です。数日間、16〜17時間の長い睡眠が続き、その後普通の6〜7時間の睡眠に戻ります。そしてまた数ヶ月すると、16〜17時間の長い睡眠が数日間続き、その後普通の睡眠に戻るというサイクルを繰り返します。

いずれも異常な睡眠であり、まずは医師の診察を受ける必要があります。

「瞑想&腹八分目の食事」で解消できます
単なる疲れは、寝たらとれる

背景にはっきりした病気がない「疲れ」は軽視されがちなものですが、放っておくと病気の原因になることもあります。あなどってはいけません。アーユルヴェーダでは、「疲れやすい」といった場合、まずは睡眠の質を問います。単純な疲れであれば、寝れば治るものだからです。本当に健康な人は、夜8時間程度のまとまった睡眠を取ると、翌日の日中に眠気を感じることはありません。感じたとしても十分に我慢できる範囲のものだったりします。疲れやすく日中眠くなる場合、前述した過眠症の症状との見極めは、食後に眠くなるかどうかです。

ちゃんと寝ているのに昼食後にきまって眠くなる、体もすっきりせず、すぐに疲れてしまうというのは、大体の場合、「活動のし過ぎ」プラス、「食べ過ぎ」をしているためです。

「食べ過ぎ」（P20）のページでお話ししましたが、「疲れる」というのは体と心が働き過ぎた結果であり、活動のエネルギーが乱れている状態です。

つまり、体が疲れていると感じたら、そこできちんと休息できれば、本来疲労は回

Case 06

復できます。

困ったことに多くの人は「スタミナをつけよう」とガッツリ系の食事を食べたり、「これを食べて、またがんばろう」と、甘いものをつまんだりするのです。

要するに、忙しくてきちんと休む暇がないから、食べて、元気になりたいと思うわけなのですが、結果的に、いつも必要以上に食べているということになります。

食べ過ぎで消化しきれなかった食事は、毒素となり、体内に溜まってしまいます。それが日中の眠気やだるさの原因になっているのです。

- 夜は10時にベッドに入り、8時間程度の十分な睡眠をとる
- 朝、夕2回、5～10分のかんたんな瞑想をする（P52）

このふたつを行いつつ、

- 腹八分目の食事、週2回の夕食はスープのみ

これを1か月ほど続けると体に溜まった毒素が解消され、疲れにくい体になっていきます。

Column 02

アーユルヴェーダ式リラックス法

このリラックス方法は、心身を休息させ、日常で受けているさまざまなストレスをある程度浄化できるかんたんな瞑想法です。

《準備》

- 自分が安心できる、静かな環境を選びます。
- 心地よく座れる体勢を整えます。椅子でも、床でも、クッションを敷いてもかまいません。

《瞑想のやり方》

①快適に座って、目を閉じ、しばらくそのままにします。心に何か思い浮かんだとしても、打ち消そうとせず、そのままにしておきます。

②しばらくしたら、自分の体のどこかに、痛いところ、違和感のあるところ、そのほか、気になるところがないか、軽く注意を向け、その感覚を楽に味わいます。「心の目で静かに眺める」という感じがよいでしょう。

③途中で、注意が体から逸れたことに気がついたら、また楽にからだの一部分に注意

を戻します。そのときに、何かを念じたり、あるいは注意が逸れないように力んだりしません。

④その状態を5分から10分保ちます。

⑤時間がたったら、体に注意を向けるのを止めます。

⑥しばらくしたら、目を開けます。

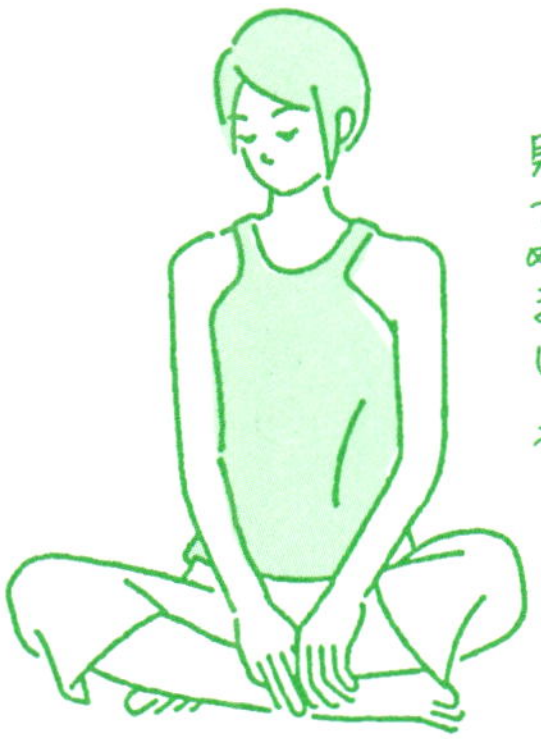

太りやすくなった

肥満改善薬を処方されるが、効果は一時的

下剤は腸を壊し、栄養不足に

「食べる量は変わってないのに、太った」というセリフ、中高年にさしかかるとよく聞きます。理由は運動不足と乱れた食生活が大きな原因で、老化によって代謝が落ち、太りやすく痩せにくい体になるからといわれています。

たいていの人は、痩せたいとなれば、食事制限をしたり、運動することを考えるでしょう。最近は、肥満外来など、専門的な治療を行う病院も増えてきています。食生活や定期的な運動を指導されますが、摂食中枢に直接作用して食欲を抑制する抗肥満薬や肥満改善薬の薬物療法を行う場合があります。医師の処方が必要な抗肥満薬であっても、たいてい2〜2・5か月で耐性ができ、食欲が戻ってくるといわれます。処方薬であっても肥満改善薬の多くは、飲むのをやめればリバウンドしますし、飲み続けると代謝を司る肝機能を壊すケースもあります。

病院で治らない指数

Case 07

一般的に中高年は働き盛りで、一生でいちばんといってていいほど忙しく、活動過多な人が多いものです。そこにムリな食事制限や、会社終わりのジム通いなどの運動を続けていると、一時的には痩せるかもしれませんが、食事制限を止めれば、ほぼリバウンドしますし、激しい運動を続ければ心臓に負担がかかって心臓病のリスクを負うなど、本気で体を壊しかねません。

また手っ取り早く痩せようとして、消化吸収を阻害し、排便を促す下剤のようなダイエット薬やダイエットティー、脂肪や糖質の吸収を抑えるサプリメントなどを使う人も多いと思います。「これを飲むだけで痩せる！」といった宣伝文句に誘われ、ついつい手が伸びてしまうのかもしれませんが、副作用が全くなく、安全に痩せる薬なんてありません。繰り返しお伝えしていますが、薬やサプリメントは対症療法的なものです。一時的に効果があっても、服用をやめれば元に戻ります。また、薬の長期服用は副作用がつきものです。

下剤のように強制的に排便を促す薬は、結局のところ、摂取すべき栄養が摂取できなくなります。脂質や糖質の吸収を妨げると同時に体に必要なビタミンやミネラルの吸収も邪魔します。それはダイエット用を謳っていても同じです。ですから栄養不足になる、腸が壊れる、といった悪循環に陥ってしまうのです。

脂肪を燃やすガルシャナ・マッサージをしましょう
絹の手袋や靴下で美肌効果も

まず、食事制限やジム通いを否定しているのではなく、そこからはじめても肥満解消の根本的な解決にはならないということを、わかってください。

まず、アーユルヴェーダでは、現代西洋医学でいわれるように加齢によって代謝が落ち、太りやすくなるという考え方はありません。

お伝えしたように、一般的に30代後半から40代にかけて中年太りしやすいといわれる時期は、公私にわたり一生で最も忙しい時といっても過言ではありません。

つまり、働き過ぎ、活動し過ぎな人が多いのです。すると、「疲れているのに休息を疎かにし、代わりに食べる、そして太る」という悪循環に陥りやすくなります。

ですから、「疲れやすい」の解消法と同様、「太りやすくなった」という人も十分な睡眠をとり、リラックス法（P52）をしたり、腹八分目の食事などで心と体を整えたりすることが肝要なのです。さらに、体力に応じた運動（P70）を行えば、2週間から1か月で、体が軽くなり、お腹周りもすっきりしてきます。平均して2～3キロ体重が落ちてくるでしょう。まちがっても、炭水化物や油を避けるような体に負担のかかる減量法や、1日1食といった極端な食事制限はすべきではありませんし、本来する必要もありません。

アーユルヴェーダで肥満の目安は、脂肪組織が日常生活に障害を与える時です。単に太っているのではなく、脂肪組織が顔の下から首、脇、太腿にたくさんついていることが特徴です。もし股ズレや脇ズレを起こすことがあれば、それは肥満です。それに加え、行動の目安として、以前に比べて「歩くと疲れる」「息切れがする」「スタミナが目に見えて落ちた」「仕事が億劫になる」「怠惰になる」ということが数か月にわたり起こっていたら肥満症とみなします。

アーユルヴェーダの伝統的なマッサージ法で、肥満解消におすすめなのがガルシャナというマッサージです。

絹の手袋や、いらなくなった絹の靴下などで全身の乾布摩擦をするのですが、絹には熱の質があるので、蓄積した脂肪を燃やしてくれるのです。美肌にもなります。

《ガルシャナのやり方》

①顔から首は下向きにこすります。
②腕は指先から肩に向けてこすります。
③お腹は円を描くようにこすります。
④背中は上から下にこすります。
⑤足は、足先から腹部・お尻に向かってこすります。
⑥お尻は円を描くようにこすります。
＊毎朝、行います。朝風呂に入る人は、入浴前に行います。
＊女性は左から、男性は右から行います。
＊ゴシゴシと強めの力でこすりますが、その時、痛いと感じた人はやってはいけません。ガルシャナをするほど肥満ではないということです。また、肌に炎症やアレルギーがある人はしません。

Case 07

Column 03

肥満解消 3日間デトックス

ガルシャナ・マッサージを行い、心と体のバランスが整い、安定感を感じてきたら、以下の食事を3日間試してみましょう。

痩せたいからといって、いきなりこのデトックス法からはじめるのは危険です。準備がないと、リバウンドしたり、かえって太りやすくなります。

- 朝＝薄い重湯
- 昼＝おかゆ、蒸し野菜
- 夜＝野菜のポタージュ

デトックスの成功は、回復食が勝負です。3日間続けたら、回復にも3日をかけます。ここでいきなり通常の食事に戻すと、元の木阿弥です。

柔らかく、消化にエネルギーがかからない流動食中心から徐々に固形物にし、量も徐々に増やしていきます。量は、消化力がいちばん高い昼食を多めに、朝食、夕食は軽めの食事で戻しましょう。以下に注意点をあげておきます。

断食明け1日目

この日は、特に「食べ過ぎ」に注意しましょう。味覚も敏感になっているので、塩気や野菜の甘みが、とても美味しく感じるでしょう。うれし過ぎてついつい食べ過ぎてしまう傾向がありますが、野菜を中心に、腹四分目～六分目で止めておきます。

断食明け2日目

穀物を固形に。お肉やお魚はよく煮るなど柔らかく調理し、量は控えめにしましょう。冷たい飲み物はまだ避けましょう。腹七、八分目を目安に。

断食明け3日目

通常の食事に戻してかまいませんが、食事は意識的に、よく噛んで食べましょう。間食がしたくなったら、ドライフルーツ（デーツ、イチジク、プルーン、レーズンなど）を少量の水で煮たものがおすすめです。腹八分目をキープしましょう。

＊断食明け3日目以降も、通常の食事に戻すことで、胃が重く感じられたり、便秘気味になったりしたら、食事はおかゆや温かいスープ、おかずはよく火を通した野菜を多めにするなど、慣れるまで調整しましょう。無理はしないことです。

わきが気になる

アポクリン汗腺の除去手術やデオドラント製品を使う

手術跡が残ってしまう

体臭があるというのは、想像以上に本人のストレスになります。そのせいで人と上手にコミュニケーションがとれない場合もあるでしょう。臭い消しのスプレーをすれば防げる程度の臭いではないこともあり、わきがの発生源であるアポクリン汗腺の除去手術を深刻に検討している人もいるかもしれません。

脇汗を出す汗線には2種類あり、ひとつはエクリン汗腺で、エクリン汗腺から出る汗の99％は水分で、残り1％に塩分や尿素、アンモニアが含まれており、臭いはほとんどありません。もう一方が、アポクリン汗腺です。脇の下や陰部、耳の中、肛門など限られた部位に存在する汗腺です。汗は白っぽい色で粘り気があるのが特徴で、タンパク質・脂質・糖質・アンモニア・鉄分などが含まれています。これらの成分が皮膚表面に存在する常在菌により分解されることで、わきが独特の臭いが発生します。

病院で治らない指数

Case 08

病院では、程度が軽い場合は、デオドラント製品や脇毛の処理をすすめられます。ただ、汗そのものの成分を変えることはできません。

重度のわきがになると、アポクリン汗腺を取り除く手術があります。手術をすれば完治できると思っている人が多いようですが、実はそうとも言い切れません。たとえば、「手術跡が残る」「アポクリン汗腺の取り残しがあって効果が少ない」「脇毛が生えなくなる」「汗の量が増える」といった後遺症や別の悩みを生むこともあります。

「手術跡が残る」というのは、脇にメスを入れるので傷跡が残る可能性があります。

効果が少ないというのは、傷口が小さくてすむ吸引法では、金属の管を皮膚の下に挿入し、盲目的に吸引するので、取り残しが発生しやすくなるのです。効果が少なかったために、手術を繰り返さなければならないということも、無きにしも非ずです。

また手術によってアポクリン汗腺だけを除去することは不可能ですから、脇毛の毛根も除去します。つまり、脇毛は永久脱毛をした状態になるのです。女性にとってはメリットですが、男性はデメリットに感じる人も多いのではないでしょうか。

「汗の量が増える」というのは、一見、汗腺を除去するのに矛盾しているように思うかもしれませんが、代償性発汗といって、他の部位から汗がたくさん出るような場合が、稀にあります。

白砂糖をきび砂糖に変えましょう

わきがは食事で改善できる

アーユルヴェーダでは、わきがを含む体臭全般は、主に食事によって改善できると考えます。そして、体臭の主な原因は、その代謝の過程の排泄物と、体内にある毒素のふたつからと考えています。

私たちの体に入った食べ物は、消化器官（口、胃、腸）で消化・吸収され、血液循環を経て、肝臓に入ります。そこでさらに代謝された後、以下のような7つの組織が順を追って産出されます。

血漿→血液→筋肉→脂肪→骨→骨髄と神経→精液と卵子

この7つの組織が産出されていくとき、最後の精液と卵子が産出されるときを除いて、それぞれに排泄物が生じます。

そして、汗は脂肪の排泄物なのです。元をたどれば、食べた物が元になっているわけですから、食生活をまずは徹底的に改めてみましょう。

Case 08

排泄物の量も、食べた物の量に左右されます。実は、汗の元となる脂肪は、白砂糖の取り過ぎ、乳製品や揚げ物などの油の多い食事によって増えます。

また、白砂糖たっぷりのお菓子、肉や魚、乳製品、揚げ物といった消化に重い食事（P94）というのは、排泄物だけでなく、体内の毒素にもなりやすいものです。

つまり、わきがというのは、消化に重い食事を摂りつづけた結果、代謝の際の排泄物と、食事でできた毒素がダブルで増え、放つ臭いが悪化している状態なのです。

まず第一に、白砂糖をたくさん使ったお料理は控えましょう。料理では、白砂糖の代わりにキビ砂糖をおすすめします。

そして、食事は必ずカップ1杯の白湯をお供に、野菜中心の消化のしやすい食事を心がけます。

食事中の白湯は、カップ1杯の白湯に、レモン半個の果汁を搾ったレモン白湯にすると、より内臓が活性化されて、毒素や脂肪が排出されやすくなります。

この食生活の改善は、わきがだけでなく、汗臭さや体臭全般にも対処できます。

貧血気味

鉄剤の投与が一般的
副作用と飲み続けるリスクも

貧血とは、全身に酸素を運ぶ血液の成分、赤血球中のヘモグロビンの量が減少して、体内が酸欠になっている状態のことをいいます。

細胞に供給される酸素が足りていないため、顔色や唇の色が悪くなったり、酸素不足を補うために心臓や肺が余分に働き、少し動いただけでも息切れしたり、動悸が起こったり、疲れやすかったり、立ちくらみや頭痛などの症状を引き起こすのです。

つまり、貧血というのは、単純にいえばヘモグロビンが少ないために起こる症状です。ではなぜ、ヘモグロビンは少なくなってしまうのか、その理由は3つあります。

〈1〉**鉄欠乏性貧血**＝体内で赤血球が作られる際の主原料となる鉄の不足が原因。偏った食生活、胃腸疾患による出血、無理なダイエット、月経などが原因とされる。

〈2〉**続発性貧血**＝赤血球の産出の減少。白血病、心臓病、がんなどの病気が原因で、赤

病院で治らない指数

Case 09

血球が少ししか作られないために起こる。

〈3〉**失血性貧血**＝赤血球の崩壊、失血。怪我、手術などによる大量出血など。

貧血を訴える人の中では、鉄欠乏性貧血の割合が7割程度と一番多く、女性がかかりやすいものです。女性は月経がある分、男性に比べて貧血になりやすいといえます。一般的な症状としては、心拍数増加による動悸や息切れ、疲労感、顔面蒼白、頭痛、めまいなどがあらわれます。加えて組織の鉄の欠乏が進むと、爪が外側に反る、ひどい抜け毛、口角炎、舌炎、月経が止まるといった症状が見られることもあります。

現代西洋医学での治療法としては、鉄剤の投与が主になります。鉄剤は、一般的に飲み薬からはじめます。しかしこの鉄剤は、副作用を訴える人が多いものです。吐き気を筆頭に、下痢、胃痛、頭痛、めまいなどを起こし、飲み続けることができない人もいます。すると医師は、鉄剤の投与を静脈注射や点滴に変えたりします。しかし、鉄剤の注射や点滴によく用いられる薬は強アルカリ性であるため、血管外漏出をした場合、肌に色素沈着や局所刺激（知覚異常や腫膿など）を起こす場合があります。

鉄剤の内服や投与をすれば、血液中のヘモグロビン数値は一時的に上がるでしょうが、補充し続けなければならないのでは、根本の解決にはなりませんし、副作用や注射や点滴を頻繁に打つリスクも伴うということです。

小松菜ピューレを食べましょう

消化力の強化が必要

ここでは、患者さんが一番多い、鉄欠乏性貧血の改善策をお伝えします。アーユルヴェーダで鉄欠乏性貧血を改善するためには、鉄分を多く含む食事を摂ることのほかに、造血機能を高めるため、消化力を強化していきます。

消化力はもともと食べ物を燃やす火の力で、消化力が元気に燃えていれば、どんなものを食べてもきれいに消化してくれて、活力素になります。冷えがあったり、冷たい食べ物や飲み物を毎日摂取していたり、暴飲暴食をしていたりすると、慢性的に胃腸の消化力が落ち、造血機能そのものも弱らせてしまうことになります。

消化力を強化するためには、まず白湯や温かい汁物を毎回の食事に必ず添えます。そして、鉄分豊富な小松菜ペーストを毎日食べることです。作り方は、小松菜を茹で、ミキサーにかけてペースト状にしたものを、1日1回、100～150g食べます。食べにくい場合は、だし汁や豆乳でわってスープにします。小松菜は消化がよく、温かい汁物にすることで、消化力もいっそう上がります。

多くの人は、鉄分豊富な野菜というと、ホウレンソウをイメージするかもしれませ

Case 09

ん。ホウレンソウには、鉄の吸収を妨げるシュウ酸という成分が含まれています。また、体内への鉄の吸収を助けるカルシウムも、小松菜はホウレンソウの3倍以上保持しています。また、鉄分補給にはドライイチジクやレーズンをお湯でひたしたり、牛乳で煮て柔らかくしたものを、おやつに食べるのもいいでしょう。

最近、断食が流行っていると聞きます。しかし、貧血の人が断食をするのは、造血のベースになる食事量が減ること、また結果的に消化力を根こそぎ下げてしまうことにつながりますのでやめましょう。貧血でないとしても、アーユルヴェーダでは、消化力の観点から、本来、断食はおすすめしていません（医師の判断で必要な人を除く）。なぜかというと、暖炉の火は、燃料になるマキをくべなければ、そのまま燃え尽きて消えてしまいます。その原理は体も同じです。暖炉の火が胃腸の消化力とすると、燃料のマキにあたる適切な食事が入ってこなければ、その火は消えてしまいます。

断食明けにドカ食いをしてしまったりすると、体内の消化力はほとんど残っていませんから、食事をほとんど消化することができず、逆に毒素を溜め込んでしまいます。結果的に、消化力を上げることがなかなかできない、代謝の悪い体になります。余計に太りやすくなったり、元気が湧いてこないなんてことになりかねません。

Column 04

軽い運動をしましょう

運動をすることは、体内の毒素の蓄積を防ぎ、老廃物を排出し、エネルギーの循環に役立ちます。上手に行うことで、命の質を高めてくれるものです。ただし、やり過ぎは逆効果。目安は、毎日午前中に、体力の半分まで行います。うっすら汗をかき、息がちょっとあがってきたなと思ったらおしまいにしましょう。それ以上は、エネルギーの無駄遣いになり、続けていると体力気力ともに消耗します。

体力があまりない人、疲れやすい人、体質的に痩せ気味な人

ハードなものや、長時間の運動は避けましょう。寒い日や風の強い日の野外での運動は体を冷やしてしまうので、おすすめしません。

軽い散歩や、軽いダンス、サイクリング、ハイキングなどが向いています。

体力は中適度、中肉中背の人

水泳、登山、スキー、軽めのジョギングなどがおすすめです。自然の美しい景色を見ながらの運動は、とくによいでしょう。体が熱くなるような運動は避けます。またバトル系のゲームなど、闘争心を刺激するようなものも不向きです。

また、達成感や満足感があると元気になります。「目標〇〇メートル」など目標をもって、それをクリアするような運動が適しています。

体力が強い人、疲れにくい人、ふくよかな人

意識的に激しめの運動を行うのがよいでしょう。ただし、体は冷やさないようにします。

屋内ジムでのきつめの筋力トレーニング、速足の散歩（競歩）、ランニング、エアロビクス、激しいダンスやフィットネスプログラムなどがおすすめです。

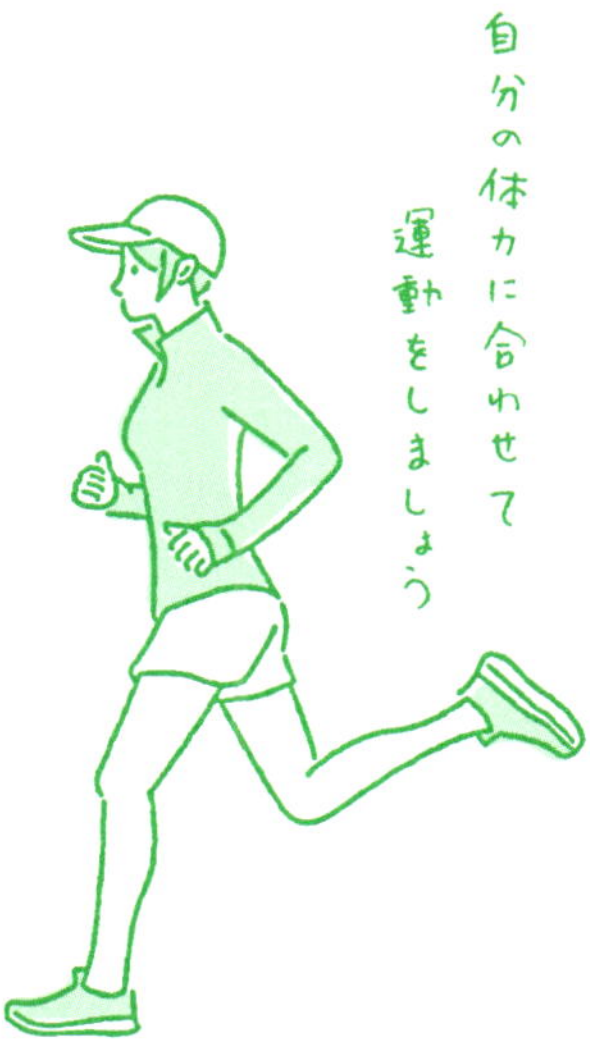

足のむくみ

湿布や外用薬の処方、弾力ストッキング

血液循環を円滑にさせることが大切

1日の終わりに、足やふくらはぎがむくんで靴がきつくなった、靴下の跡が足首にびっちりつくという経験がある人は多いのではないでしょうか。

むくみは血液の循環と深く関わっています。心臓がポンプのような働きをすることで、体内に流れる血液は動脈を通じ、水分や栄養分を細胞へ供給しています。それと同時に、細胞内で不要となった水分が、静脈やリンパ管に戻り、再び体内を循環します。しかし、静脈やリンパ管がスムーズに流れず、戻ってくるべき水分が溜まってしまうとむくみが起こります。足のむくみが多いわけは、下肢は心臓から遠いため、他の器官に比べ血液をスムーズに心臓へと戻すことが困難だからです。

現代西洋医学的には、むくみの主な原因は、以下の4つです。

〈1〉長時間立ち続ける、座りっぱなしなど、同じ姿勢でいる＝ずっと同じ姿勢の状態で

Case 10

いると、ふくらはぎの筋肉の働きが少なくなります。筋肉の収縮によって作用するポンプ機能がうまく働かずに、血液やリンパの流れが滞ってしまいます。

〈2〉**筋力の低下**＝運動不足によってふくらはぎの筋力が衰えると、ポンプ機能が低下して余分な水分を心臓へ送り戻すことができません。

〈3〉**塩分過多**＝塩分には水分を抱え込む性質があり、体内に過剰な量を取り込むと余分な水分をうまく排出できなくなります。

〈4〉**冷え性**＝血行不良により、手先、足先の毛細血管まで血液がうまく循環できないために起こり、むくみを引き起こします。

病院での治療は、症状が軽度の場合は、運動やマッサージの指導、湿布や消炎鎮痛剤といった外用薬、弾力ストッキングをはく圧迫療法が行われます。症状を緩和させる効果はありますが、根本の治療にはいたりません。

急激に冷やしたドリンクを飲みません
サウナと水風呂はNG

足のむくみが、慢性静脈不全まで進んでしまう前に、改善することが何よりです。アーユルヴェーダでは、日頃のちょっとしたことに気をつけるだけで、予防できる症状だと考えています。

むくみの大きな原因は、急激な温度変化によるところが大きいものです。温度の高低差が激しいものほど体には負担がかかります。

人間の体温調節機能は、長期的な変化には対応できても、短時間の変化には対応しづらい特徴があります。暑いと寒いを短時間で繰り返すと、体はどちらを基準に対応するかで混乱をおこし、これが自律神経の乱れと内臓の機能低下を招きます。

たとえば、「アイスコーヒーやアイスティーなど温かいものを急激に氷で冷やしたドリンクを頻繁に飲む」「炎天下で日光浴をした後にクーラーで凍りそうな部屋に入る」「サウナの後に水風呂に入る」といったような、極端に「熱性↓冷性」の状態になることを繰り返し、体に取り入れていると、むくみが起こりやすくなります。

Case 10

こういったことは身に覚えがある習慣ではないかと思いますが、控えるだけでもずいぶん症状は違います。

また、体がむくんでいる状態というのは、アーユルヴェーダ的にいうと、体が不必要に増え過ぎた水分と毒素を溜め込み、体内がよどんでいる状態です。

体の巡りが停滞している状態ですから、解消するためには、適度な運動をして体に刺激を与えたり、オイルマッサージ（P152）や半身浴（P218）などで体に溜まった毒素をデトックスするよう心がけます。

また、むくみは水分を溜め込んだ状態だからといって、水分を控えるのは逆効果です。水分は摂らないと出て行きません。脱水症状を防ぐため体が細胞内にある水分を出そうとするので、水分不足でもむくみの原因になるのです。

ただし水分補給の際は、冷たい飲み物は控えましょう。夏でもできるだけ、白湯などの温かい飲み物を摂り、消化力を下げないようにすることで、代謝を上げ、むくみを防ぎます。小さな習慣ですが、こういったことの積み重ねで、むくみは予防できます。

Column 05

自分の日課を決める

～自分の日課を決めて、活動のエネルギーを整える

私たちが毎日はつらつと行動するためにかかせないエネルギーのひとつが活動のエネルギー。「活動」というくらいですから、絶えず変化し動いているものです。その動きが激しくなり過ぎると、乱れを起こし、体力低下、不眠、便秘、婦人科系の不調、落ち着かない、悩み過ぎるなどの不調につながります。

活動のエネルギーを整えるには、「時間を決めること」がいちばんです。

起床時間を決める

起床は朝6時前後が理想的です。

おすすめの朝の習慣＝洗顔、舌のケア（P195）、排泄。

朝食の時間を決める

8時までに体が温まる食事を軽くすませ、ごはんやパンなどの穀物を。

おすすめの午前中の過ごし方＝朝食前や出勤途中などに30分程度、軽く運動。

昼食の時間を決める

1日のメインの食事に。食後はすぐに活動せず、5分ほど座る。

おすすめの午後の過ごし方＝1、2時間おきに10〜20分の休みを入れるとよい。疲れが目立つときはおやつを少し食べたり、飲んだりするとよい。おやつは、ドライフルーツや、少量のクッキーとホットミルクやチャイなどがおすすめです。

夕食の時間を決める

20時までに軽めに済ませる。20時を過ぎた場合は、さらに軽めに。21時を過ぎるときは、ホットミルクのみ。

おすすめの夜の過ごし方＝明るい部屋で読書をするなど、静かにリラックスして。ラベンダーやゼラニウムなどの香りを楽しむのもよい。入浴は、半身浴がおすすめ。ただし、20時までにすませるのがよい。

就寝時間を決める

22時半までに眠りにつくのが理想。睡眠は8時間程度、たっぷりと。週末も同様のリズムをキープするよう心がけましょう。

頻繁に風邪をひく

咳止め、解熱剤、抗生物質などの投薬による対症療法

菌が体内でくすぶり、長引くことも

冬になると決まって風邪をひく人、周りで誰かが風邪をひいていると必ずその風邪をもらうという人というのは珍しくないかもしれません。薬局で売られる風邪薬の種類の多さをみるだけでも、風邪はもはや慢性的な不調のひとつで、病気ではないという感覚なのかもしれません。

風邪は、いろいろな原因によって起こる呼吸器系の急性炎症性疾患の総称です。症状としては、鼻水が出る、鼻がつまる、くしゃみが出る、喉が痛い、咳が出ると同時に、発熱、頭痛、体のだるさ……。それらを一括したのが「風邪」で、正確には「風邪症候群」といいます。原因のほとんどはウイルスです。そのウイルスもいろんな種類がありますから、患者さんを診ただけではわかりません。そこで医師は、呼吸器のどこが一番強く冒されているかで病名をつけます。

病院で治らない指数

Case 11

鼻水も出るけれど、喉の炎症が一番強い場合は「咽頭炎」。咳がひどいときは「急性気管支炎」。嘔吐や下痢、腹痛があれば「感冒性胃腸炎」という具合です。いちばん多い風邪はいわゆる鼻風邪です。くしゃみにはじまり、ティッシュペーパーを山ほど使うくらい鼻水が出て、1週間くらいで治ります。これは医学用語で「普通感冒」と言います。

治療は薬局で売られる風邪薬にはじまり、病院に行けば、それぞれの症状に合わせた薬やビタミン剤などが処方されます。どのタイプの風邪薬であれ、風邪を根本から治療してくれる薬はありません。なぜなら原因のほとんどはウイルスであり、インフルエンザを除いて、ウイルスに有効な薬はないからです。証拠に、市販の風邪薬には、「咳を止める」とか、「くしゃみ・鼻水の緩和」といったように風邪を治すとは書かれていません。また、ずっと風邪薬を飲んでいるのに冬の間中治らないと言っている人はいませんか？　複数の症状に対応した薬を軽度の風邪症状のときから飲んでいると、副作用が強く生じ、逆効果につながることもあります。風邪の諸症状は、ウイルスを咳や鼻水として排泄し、発熱などで弱体化させる作業です。そういった症状を薬で抑えてしまうことになるからで、菌が体内でくすぶって、かえって長引いたり、こじらせたりすることもあります。

早寝で半分以上は治ります

スパイスドリンクもおすすめ

アーユルヴェーダで風邪は、体の活力素が減り免疫力が低下することで、体のエネルギーが乱れている状態と診ます。とくに、活動のエネルギーと、体内に毒素が溜まっているため、滋養のエネルギーが乱れています。

まず、風邪をひいたかなと思ったら、早く床につくことで半分以上は治ります。睡眠時に骨髄では白血球、赤血球、リンパ液などが生産され、血行が促進され、体がもつ病気や病原体への抵抗力や活力素を増やすことができるからです。

また、発熱や鼻水、咳は体が毒素を出している証拠ですから薬を使って止めてしまうことはおすすめしません。体内のウイルスは熱が高くなると増えなくなるのですが、それは免疫物質が活発になっている証拠。自らの力で風邪を治すチャンスです。

風邪の急性期は、早寝をして十分な睡眠を確保するとともに、食事は摂らず、薄い重湯や白湯を飲みます。少し回復してきたらスープなど消化によい食事を摂るようにします。

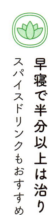

Case 11

とくに、熱をともなう風邪に効くスパイスドリンクを紹介しておきましょう。

《風邪に効くスパイスドリンクの作り方》

●材料＝シナモンパウダー、コリアンダーパウダー（各小さじ1／2）、ジンジャーパウダー（小さじ1／4）、水1カップ強

①水を小鍋にかけ、沸騰したら材料のスパイスを入れ、10分間煮立てたものを1カップ飲みます。

＊1日3カップまでが目安です。

ちなみに風邪は、予防できるものです。日頃から早寝早起き、十分な睡眠が何より大事で、私は20年近く風邪らしい風邪をひいたことがありません。

風邪をひかない抵抗力のある体になるためには、P76でご紹介した、「自分の日課を決めて、活動のエネルギーを整える生活」を心がけます。また、オイルうがい（P219）やオイルマッサージ（P152）は予防に有効です。

血中コレステロール値が高い

食事療法と運動療法、コレステロールを下げる薬の処方

薬に頼り過ぎると、筋力低下や更年期障害につながる

健康診断などでコレステロール値が高い（高脂血症）という結果が出ると、食事や運動の指導を受けるとともに体重のコントロールをするよう言い渡されることが多いと思います。そのため、一般的に「コレステロール値が高い＝肥満」というイメージが定着してしまっていますが、それは誤解です。

健康診断などで、コレステロール値が高いと言われた場合、一般的にＬＤＬ悪玉コレステロール（悪玉）が高くなっていることをいいます。ＬＤＬ悪玉コレステロール値が高い人は、普段の食生活で動物性脂肪を多く摂る傾向にあります。肉や乳製品など、動物性脂肪の多い食べ物はカロリーも高く、結果体重も増え、太ってしまうことが多いのですが、中には摂っているカロリー自体は超過しておらず、肥満ではないのにコレステロール値が高いというケースもみられますから、痩せていても注意が必要

Case 12

です。

怖いのは、ＬＤＬ悪玉コレステロールというのは数値が高くなっても自覚症状がないため、気付かずに、動脈硬化、脳梗塞、心筋梗塞など血管系の病気が起きやすいことです。

病院では、食事療法や運動療法を行うとともに、薬を処方されるのが一般的です。以前使用されていた薬では、コレステロールは下がるのですが同時に問題のないＨＤＬ善玉コレステロール（善玉）も下げてしまうことが問題になっていました。最近は、ＨＤＬ善玉コレステロールを下げずに、ＬＤＬ悪玉コレステロールだけを下げるタイプの薬が登場し、主流になっています。ただし、一般的に薬をやめるとコレステロールは元の値に戻ってしまいますから、飲み続けなければなりません。

結局、悪玉コレステロールを下げる薬は、高脂血症を治す薬ではなくて、血液中のコレステロールを適正なレベルまで下げ、将来、起こってくるであろう動脈硬化による合併症を防ぐ予防のためのものです。しかし、薬で予防することが果たして適切でしょうか。

コレステロールは悪玉と善玉の2種類があると言いましたが、悪玉の主な役割は新しいコレステロールを全身に運ぶこと。一方、善玉は余分なコレステロールを肝臓に回収する役割があります。

つまり、役割が違うだけでコレステロールは本来、よくいわれるように悪玉も善玉もありません。人の体が機能するための根幹をなす三大栄養素、タンパク質、炭水化物、脂質の、脂質の大事な材料であり、以下のような大切な役割を果たしています。

〈1〉筋肉などあらゆる細胞の細胞膜の材料。免疫細胞の膜にも必要
〈2〉男性ホルモン、女性ホルモン、副腎皮質ホルモンなどのホルモンの原料
〈3〉脳や全身の神経線維を包む鞘の材料
〈4〉胆汁酸の生成。胆汁酸は脂肪の消化に不可欠なもの

問題なのは、悪玉が酸化して、酸化ＬＤＬコレステロールになった場合なのです。それこそが真の悪玉であり、血管壁に付着し、動脈硬化などの病気を引き起こすのです。

ですから、治療としては酸化ＬＤＬコレステロールを排除し、それ以上増えないようにしていくことが大事なのです。それは食生活や生活習慣の見直しということになってくるのですが、現在の西洋医学の治療では、薬でコレステロール値を抑え続ける

ことのほうが主流になっています。

でも薬に頼ってしまうというのは、恐ろしいこともあります。

〈1〉の働きが行われなくなると、最悪、筋肉を溶かしてしまい、筋肉に力が入らない。

〈2〉の場合は、必要なホルモンが作れなくなる→女性ホルモン不足→更年期障害の諸症状が出やすくなる。

〈3〉の場合は、神経に沿った適切な信号伝達が障害を受けやすくなる。

〈4〉の場合は、肝機能や腎臓の機能が低下し、代謝異常、尿潜血などが起こる。

脂質が人体にかかせないものであるからこそ、薬によってコントロールすることの弊害も大きく、根本を見直していくことが何より大切になってくるのです。

食前に刻みショウガレモンを食べましょう

体内の汚れた油を浄化する

アーユルヴェーダ的にいえば、毒素そのものであり、血管を中心に体内に溜まって、油汚れしているような状態です。毒素は「油性・粘性」であることが多いので、体内に溜まった汚れた油を浄化してあげることからはじめますが、薬は用いません。そもそもコレステロール値の異常は、ライフスタイルの見直しで予防と改善ができる症状ですから、しっかり根本から見直しましょう。

- **刻みショウガレモンで消化力を上げる**＝体内に毒素が溜まっている状態は、消化をきちんとされていない証拠。まず消化力を上げることです。食事の15分前に、刻みショウガレモンを少量食べるとよいでしょう。消化促進になり、その後の食事がスムーズに代謝されやすくなります。
- **ラッシーで便秘の解消**＝毒素が溜まっていると、便秘になりやすくなります。便秘は肥満の原因でもありますから解消しましょう。ラッシーの作り方、飲み方は、P29を参考にしてください。
- **調理にヒマワリ油を使う**＝調理の油で、料理全体の質が軽くも重くもなります。お

Case 12

すすめはヒマワリ油です。調理用の油の中では一番軽い質であり、体を温めて、消化力を上げてくれます。

むやみに油を敵視することはありません。良質な油は、体の大切な潤滑油になります。油分がまったくないと、代謝が滞りやすく、便秘にもなります。脂肪は油で落とすのが効率的です。

また、どんな食事の際も、白湯をおともにしましょう。油汚れは水では落ちませんね。お湯のほうが落ちやすくなるものですから、冷たい水は控えます。腹八分目にするだけでも大きな予防になります。

《刻みショウガレモンの作り方》

●材料＝ショウガ（ひとかけ）、塩または生ハチミツ（少々）、レモン（適量）

①ショウガを千切りに、塩または生ハチミツを少々かける。

②レモンをひと搾りする。

＊食前のほかに、口直しにして食間に食べると、再び消化力を上げてくれます。

糖尿病と診断された

インシュリン製剤の投与をすすめられる

低血糖、肥満、動脈硬化の副作用も

「声なき病気」糖尿病は、最初のうちはほとんど症状を感じることはありませんが、血液中の血糖値が高い状態が続き、喉の渇き、疲労感、多尿・頻尿などの症状があらわれるようになり、次第に全身の血管や神経が傷ついて、全身の臓器に影響を与え合併症を引き起こします。

通常は、食事から得た糖質が小腸でブドウ糖に分解され血液中に吸収されると、細胞の中にきちんと入ってエネルギーに変わります。膵臓からはインシュリンというホルモンが分泌され、血液中の血糖値は一定に保たれているのです。糖尿病は、その体の自然な機能が働かなくなっている状態であり、なぜ血糖値が高い状態が続くかといえば、糖がきちんと代謝されていないというのが根本原因です。

統計では、日本の総人口の20%にあたる約2千万人が糖尿病予備軍といわれていま

Case 13

す。糖尿病の原因は、第一に食事の欧米化、過食といった食生活の乱れ。さらに、過度な活動や寝不足、ストレスといった生活習慣の乱れ、遺伝要因などがあります。病院での糖尿病の治療は基本的に食事療法、運動療法、薬物療法の3つを行います。薬物療法は、飲み薬からはじめることが一般的です。

〈1〉食後の血糖値の急激な上昇を抑える薬。ただし、食べた物の吸収速度を抑えるだけで、結局は食べた物は全部吸収されてしまいます。

〈2〉膵臓を刺激してインシュリンの分泌を高めようとする薬。膵臓にインシュリンを製造する能力が残っている場合にしか、効果が得られません。必要以上にお腹が空くという副作用が知られており、食事療法をきっちり守れない場合が多く、過食の傾向に拍車をかけてしまう場合もあります。

〈3〉インシュリン抵抗性改善薬といって、インシュリンは出ているにもかかわらず、効きが悪い場合に使用されます。この薬は副作用がきつくあまり使用されることはありません。肝臓に悪い影響を与える場合があることが報告されています。

たくさんの製品が出されていますが、大体この3つに分類することができます。しかし、どれも糖尿病の根本治療ではなく、血糖値の上昇を抑えることが主な目的であり、薬の使用をやめると、また体調がおかしくなることが多いものです。

特に現在は、膵臓の負担の軽減と、血糖コントロールを良好に保つために、早い段階から飲み薬と併用、もしくは薬の切り替えでインシュリン治療をすすめられることが多くなっています。

インシュリン製剤は、現在血糖を下げる特効薬といわれています。しかし、食事摂取などと、インシュリンのバランスが悪いと、血糖値が下がり過ぎる「低血糖」の危険があることはよく知られています。それ以外には、「体に脂肪を蓄積させて肥満を招く」「脂質代謝に悪影響を及ぼす」「動脈硬化を促進する恐れがある」「血圧を上昇させる恐れがある」など、さまざまな副作用をもたらす可能性が指摘されています。つまりインシュリン注射だけに頼って血糖値を下げると、余計不健康になる可能性もあるということです。もちろん飲み薬同様、インシュリン注射をしたところで、糖尿病の根本治療にはなりません。

その証拠に、糖尿病の深刻な合併症として糖尿病腎症がありますが、その患者数は年々増えています。

腎臓は尿を作るという、大変重要な機能を果たしていますが、糖尿によって腎臓が

Case 13

影響を受けると、この機能が弱り、尿を作れなくなってしまうことがあります。そうなると、人工透析という形で、尿を外に出す必要が生じてきます。

透析治療を受けている患者は全国で約30万人で、近年は1年で約1万人増えています。日本は透析大国なのです。

そして、透析の原因となった疾患をみてみると、糖尿病腎症が原因での透析患者数が4割弱と、トップです。これでは糖尿病のさまざまな投薬は気休め程度にしかなっていないのではないかと考えたくなります。

透析治療は、週3回程度通院しなくてはいけなかったり、毎日処置をしなくてはいけなかったりと治療費に加え、時間的制約も受けてしまいます。さらに水分や塩分などの摂取も控えなければならず、むくみやだるさといったつらい症状に加えて精神的ストレスも招きます。

透析治療をはじめると一生やめることは難しいものです。無論、望んで受けたい人はいないでしょうが、できれば透析が必要となる前に対処したいところです。

スパイスで血管の毒素を浄化しましょう

肥満気味の人にもおすすめ

アーユルヴェーダでは、糖尿病は遺伝要因を除き、まったく予防できないものではないと考えています。糖尿病はアーユルヴェーダでは胃腸の働き、膵《すい》臓も含めた内臓の働きが下がった結果引き起こされるとみますので、健康診断で糖尿病予備軍と診断されたり、初期段階であれば、胃腸の働きを整えると糖尿病は治ります。

なぜ、胃腸の働きが下がるのかというと、長年の過食や重たい食事（P94）により、体内に毒素が溜まっているからです。

初期段階では、疲労感や口の渇きなどのほかに、口の中が甘く感じられたり、髪や爪が早く伸びるようにもなります。第2段階は、体が焼けるような感じがある、熱いのに汗がでないといった症状が出ます。第3段階は、体重の減少やしびれ、麻痺などがあらわれます。

ここでは、糖尿病初期段階の方におすすめの3度の食事の摂り方を紹介します。

●朝＝葉物の味噌汁などの温かいスープのみ
●昼＝穀物（白米：押麦／7：3、キビ、アワ、ヒエなどの雑穀、全粒粉を使ったパ

Case 13

ンなど）と野菜炒め（ヒマワリ油と5種のスパイスミックスを使う）など。

●夜＝野菜中心のおかずと、イエロムング豆などを柔らかく調理した温かいスープ。

5種スパイスミックスは1日1回食事に使いましょう。血液と体中の管に溜まった毒素を浄化する働きがあります。肥満気味の方にもおすすめです。すべての食事で白湯を飲み、過食や飲酒は控えます。冷たいものや重い食事（P94）をして消化力を下げないようにします。

《5種スパイスミックスの作り方》

①すべてのスパイスを次の割合で混ぜ、保存瓶に入れます。

フェンネル（6）：コリアンダー（6）：ターメリック（3）：クミン（1）：ジンジャー（1）

Column 06

重い食材一覧

胃腸の負担になって消化しにくい、食べ過ぎると毒素になりやすい食材です。
1食の食事に複数組み合わせることは、控えましょう。

- 牛肉、豚肉、
- 魚類（小魚をのぞく）、イカ、タコ
- 生もの（刺身、生野菜）
- 乳製品（チーズ、ヨーグルト）
- 油を多く使った料理（揚げ物）
- 砂糖を含む甘いもの（とくにアイスクリームなど冷たいもの）
- 精白小麦（パン、パスタ、ピッツァなど）
- 日本米（玄米、白米、もちごめ）
- 粘り気のあるもの（アボカド）
- イモ類（さといも、ながいも、とろろいも、さつまいも）
- 根菜類（れんこん、ゴボウ）
- 卵料理

- 大豆と大豆製品（納豆、豆腐）
- 重い質のフルーツ（もも、メロン、バナナ）
- 冷たいものすべて

納豆や豆腐が入っていることに、驚いている人もいるかもしれません。アーユルヴェーダにはオカサトミアという考え方があります。日本でいう「地産地消」に近い考え方です。それぞれの地域には、その地域に適した食べ物があるという考えで、その土地で採れた、旬のものを食べるように進めています。

私たちにとって、納豆や豆腐はオカサトミアですから、本来重たい質ですが、あまり大きな問題にはならないでしょう。ちなみに、ある民族にとって食べ慣れない食事がオカサトミアになるには3代かかるといわれています。

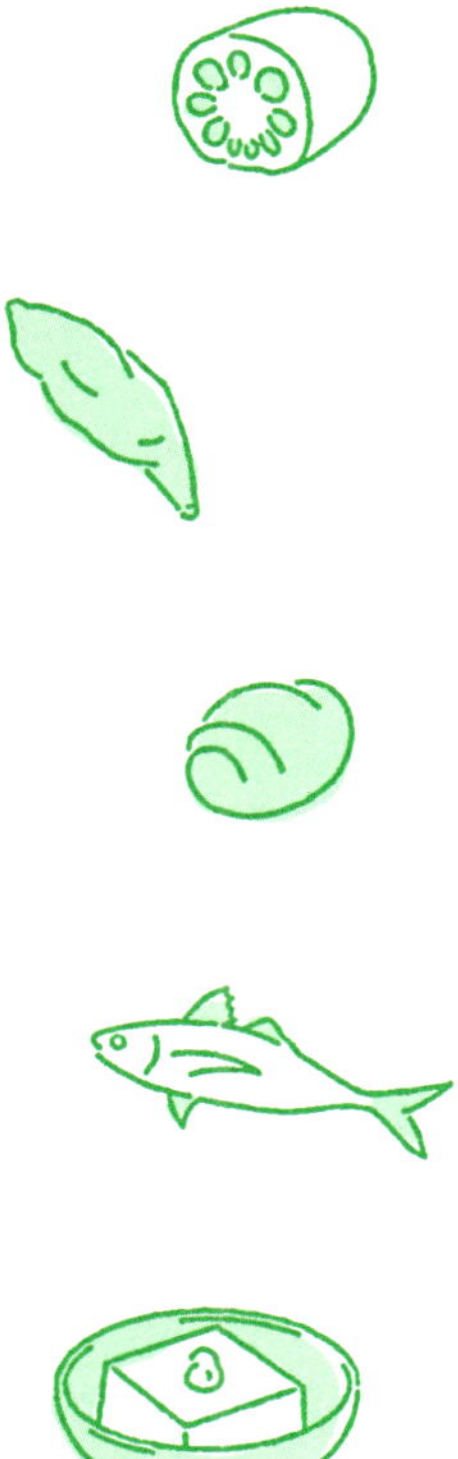

首や肩のこり

マッサージ、指圧・鍼灸、磁気ネックレス、ストレッチ、湿布など

一時しのぎにしか過ぎない

病院で治らない指数

多くの人が「首こり」「肩こり」で悩んでいます。「首や肩のこりがひどくて頭まで痛い」「マッサージでほぐしてもらわないと1週間もたない」という声が多く聞かれます。なぜ、首こりや肩こりが起こるのかといえば、まずは人体の構造に原因があります。人の頭部は約3～5キロの重さがあります。それを常に支えているため、首から肩にかけての筋肉に疲労が溜まりやすく、肩や首がこりやすいといわれています。

とくに女性は、男性に比べて少ない筋力で重い頭を支えていることで、より筋肉に負担がかかり、緊張状態が生じます。「筋肉が緊張」→「筋肉が固くなる」→「血管が圧迫される」→「血流が悪化」→「疲労物質が溜まり、老廃物が排出しにくくなる」→「肩こり・首こり」ということです。冷えることや運動不足で血流が悪化し、疲労物質が溜まり、老廃物が排出しにくくなる場合もあります。

Case 14

また、首や肩のこりから、頭痛や吐き気などを起こす人もいます。それは、首や肩の不快感によって交感神経が優位になり過ぎるため、自律神経が乱れるからです。そのため、頭痛や吐き気以外にも、めまい、不眠、胃腸が弱い、便秘、下痢、冷え性、疲れやすい、目の奥が痛むなど、自律神経の失調状態が二次的に発生します。

治療は、マッサージ、指圧・鍼灸、磁気ネックレス、温泉療法、ストレッチ、湿布などの外用薬ですが、どれも対症療法にすぎません。

軽症の人は、疲れたなと思った時にそのような治療で多少改善するかもしれませんが、重症の方・慢性化してしまっている方は一時しのぎにしかならないと思います。毎週マッサージや指圧に通わなくてはならない状態は、改善しているとはいえません。

気をつけていただきたいのは、首や肩こりと思っていたら別の病気だったということ。

〈1〉つねに同じ場所が痛む、腕のしびれ→椎間板ヘルニア
〈2〉首が回らない、腕が上がらない→気胸
〈3〉特定の姿勢や動きで痛みが出る→肩関節周囲炎（五十肩）
〈4〉腕のしびれ→胸郭出口症候群（首と胸の間を通る神経が圧迫されて起こる一連の病気を指します）

こういった症状がある場合は、病院で一度検査を受けるとよいでしょう。

朝のレモン白湯で毒素をデトックス

こりの原因は毒素

アーユルヴェーダでこりというのは、筋肉への酸素不足による乳酸などの疲労物質、すなわち毒素の蓄積です。ですから、表面からただぐいぐいとマッサージを行うだけでは治りません。根本的に治したければ、食事に気をつけ、オイルマッサージ（P152）をし、半身浴をしながら優しくもみほぐし、こりとなった毒素をデトックスしていきます。

これまで説明してきたように、毒素が溜まっているときは、消化しづらい重たい食事は避けます。消化力を落とさないようにするため、良質の油分を適度に含んだ温かい食事を摂るようにしましょう。献立にはかならず温かい汁物を添え、野菜料理は生のサラダではなく、火を入れたものにします。

白湯は食事のおともに。さらに、朝起きがけに飲む1杯目の白湯にレモンを一切れいれることで、デトックス効果&代謝が高まります。

また、アーユルヴェーダでは「こり」と「張り」は分けて考えます。こりは毒素が溜まっていると説明しましたが、張りは、活動のエネルギーが乱れて筋肉が緊張して

Case 14

いる状態です。多くの場合は、両方が混在していますが、正しく対処しないと、逆効果になることがあります。

オイルマッサージでこりをほぐす際は、体の中枢から末端に向けてやさしく行いましょう。たとえば、首や肩は腕や脇のほうの末端に向かって撫で下げるようにします。体の先端から中枢へ向かってマッサージをするほうが力が入りやすいのですが、毒素を中心にむかって流しているようなもので、デトックスになりません。

マッサージはやさしく行うことが鉄則です。むやみに刺激してしまうと、活力素が破壊され、全身のエネルギー循環がアンバランスになります。

食事とセルフマッサージで頑固なこりがなくなるわけないと思う人もいるかもしれませんが、人間の細胞というのは、固い骨でさえ1年もすれば入れ換わります。首や肩のこりであれば、1か月くらいでこりそのものがなくなりはじめ、半年くらい続けていると、こりやすい体質そのものも改善できる可能性があります。

本書でお伝えしているアーユルヴェーダのあらゆる解決法をすることで、自分の力で老廃物を排出しやすい体になっていけるのです。

血液ドロドロ

初期は生活指導、血液サラサラにする薬を投与することも

歯茎からの出血、血尿、血便などを引き起こすことも

血液ドロドロとは、赤血球や白血球、血小板の量や質に異常が起こり、血液が流れにくくなっている状態のこと。日頃の不摂生で引き起こされ、体の不調や最悪の場合、脳梗塞や心筋梗塞、高脂血症といった命を脅かす病気を引き起こします。

その他、高齢になると悩む人が増える膝の痛み。そこにも血液ドロドロが隠れている場合があります。膝の痛みの原因の多くは、膝軟骨のすり減りによるものです。軟骨に必要な栄養分は、血液に乗って運ばれ、関節内にある関節液を通して補給されます。ところが、血液ドロドロや冷えなどで血流が悪化し、栄養成分が運ばれなくなると修復が遅れ膝関節痛が発生することがあるのです。

一般的に、血液ドロドロを改善し血液サラサラにするために、病院では食生活や生活習慣の見直しがすすめられますが、膝痛で病院に行った場合は、膝に負担を与え過

病院で治らない指数

ぎない生活上のアドバイスが行われるものです。たとえば、肥満気味の人に対しては体重を落とす、重いものを持たない、長時間歩かないなど。痛みそのものを軽減させる目的では、サポーターでの保護や膝の固定、患部を温めて血行を良くする温熱療法、患部への湿布の貼付や消炎鎮痛剤の服用といった薬物療法などが行われますが、どれも対症療法にすぎません。

Case 15

通常、血液ドロドロが食生活や生活習慣で改善されない場合、薬が投与されます。薬には血小板を固めないようにする薬（抗血小板薬）や、凝固因子の働きを妨げる薬（抗凝固薬）などがあります。どのような薬にもやはり副作用はあります。これらの薬には、たとえば、「出血しやすい」「出血が止まりにくくなる」というケースが見られます。

「歯肉からの出血が止まらない」「鼻血がでやすい、止まりにくい」「傷口からの出血が止まらない」「皮下出血」「血尿、血便」という症状です。他には、食欲不振、吐き気、嘔吐、頭痛、胸痛、腹痛などがみられます。

薬を飲むことで、動脈硬化や心臓病など重い病気のリスクを抑えるとしても、根本的な解決にはなりません。ずっと血液サラサラの薬を飲み続けることで、肝機能障害などのリスクも考えると、薬を飲む手前でぜひとも改善しておきたいものです。

3種のスパイスミックスで血液を浄化しましょう

血流をよくする食事も

アーユルヴェーダで血液ドロドロは、毒素が血管に付着して詰まっている状態と考えます。基本は、食生活を通して確実に毒素を取り除くことです。それは、同時に予防にもつながります。

実話ですが、心臓にある3本の冠動脈の2本が9割方詰まっていて、残りの1本も5割方詰まっており、いつ心筋梗塞を起こしてもおかしくないほど危険な状態の患者さんがいました。この患者さんは3か月間のアーユルヴェーダの治療で血管の詰まりがきれいに解消され、見事完治。心臓カテーテルの手術をしなくて済んだということがあります。

その患者さんは過去にも同じような動脈硬化から、脳梗塞を起こしていました。ところが、きちんと食生活を改善した結果、脳梗塞の跡まで完全に消えていました。それを見た現代西洋医学の医者が、はじめ違う人の写真だと思ったほどで、とても驚いていたそうです。アーユルヴェーダの治療はそれだけ素晴らしい効果が期待できるものなのです。

Case 15

この患者さんのようにすでに病気が進行している方の治療の場合、私のクリニックでは本人の体質をみて、治療方針を決めます。一人ひとりの状態に合わせて薬草を提供し、食生活や運動の指導、クリニックでのオイルマッサージなどの施術をくり返すことをします。患者さんによって施す治療が異なるため、いちがいにこの場で「これをすればいい」とお伝えすることはあいにくできません。

しかし、まだ「血液ドロドロ」の状態なのであれば、それをチャンスととらえ、日頃の食事と生活習慣の見直しで十分解消することができるということです。

アーユルヴェーダでは、血管の毒素を浄化するためには、根本の血液をきれいにすることからスタートします。

前述したように、人は7つの組織が、血漿→血液→筋肉→脂肪→骨→骨髄と神経→精液と卵子と、順を追って産出されています。スタートである血漿や血液が汚れていると、すべてが害されてしまうのです。つまり、血液ドロドロは、血管の病気のみならず、さまざまな病気の元凶にもなっているわけです。

ですから、血液をきれいに浄化することが予防と治療、双方の観点から最も大事です。食生活の見直しはかかせませんが、ここで、ぜひ毎度の食事に取り入れてほしいものが3種スパイスミックスです。アーユルヴェーダではスパイスは薬と同じとみなしています。
あらかじめ、スパイスボトルなどにミックスさせたスパイスを用意しておき、毎食後小さじ1杯を白湯と飲むとよいでしょう。

また、血液ドロドロ対策として、血液の汚れの原因となる食事は避けましょう。具体的には、チーズ、ヨーグルト、アルコール、過食、肉食、脂っこい食事、乾燥した食べ物、冷たい食べ物を避け、菜食を心がけます。

乾燥した食べ物とは、パン、シリアル、クラッカー、チップス、せんべいなどです。脂分がさほど多いようにみえないので、血液ドロドロにあまり関係ないように思うかもしれませんが、アーユルヴェーダでは、乾いた食べ物は、活動のエネルギーを乱すと考えます。

活動のエネルギーが乱れると、自律神経が落ちつかなくなり、不安定になります。自律神経の乱れから全身のスロータス（血管や消化管などの全身の管の総称）が収縮して血液が流れにくくなり、全身の代謝機能も低下するため、ネバネバ、ドロドロとした汚い血液になってしまうのです。

Case 15

先ほど膝痛の背景にも血液ドロドロの可能性があるとお伝えしましたが、アーユルヴェーダでは関節の痛みの根本原因も、活動のエネルギーの乱れにより、血液が汚れ、関節がその汚れた血で害されることで起こる代表的な疾患と考えています。膝痛がある方も、血液ドロドロを改善する食事をぜひ実践してください。

乾いた食べ物を食べるときは、パンやクラッカーにはバターやギーを塗って脂分を補い、温かい飲み物や白湯と一緒に食べるようにしましょう。

《3種スパイスミックスの作り方》

①すべてのスパイスを次の割合で混ぜ、保存瓶に入れる。

コリアンダー（2）：フェンネル（2）：ターメリック（1）

Column 07

スパイスの効果

アーユルヴェーダでよく使われるスパイス。手に入りやすいものの効果をご紹介しましょう。料理に取り入れることで、簡単に健康維持ができます。スパイスはすべてパウダー状を使うようにしてください。消化吸収しやすいからです。

クミン

クミンは若返りのスパイスともいわれ、消化力を上げ、胃腸を健康にしてくれます。とてもよい香りで、ラッシーやスープに入れたり、応用も利きます。クミン・コリアンダー・ショウガを1：1：1の割合でまぜたスパイスは消化促進で美肌効果もあります。

黒胡椒

粉末の黒胡椒は、体のスロータス（血管や消化管）の毒素の詰まりをすみずみまできれいにする解毒作用があります。花粉症にも効きます。

ターメリック

肝臓はデトックスのための大切な臓器です。ターメリックは肝臓の働きを高め、血液の浄化に効果があります。

コリアンダー

コリアンダーも肝臓によいスパイスです。消化を整え、整腸作用があります。

カルダモン

鎮静効果があります。カルダモンを使うチャイはおやつにおすすめです。消化力を上げてくれます。

サフラン

婦人科系の働きに効くスパイスで、体を温め、血液を浄化します。ミルクコップ1杯にサフランのめしべを3本切って入れるサフランミルクは、滋養もあり、月経前やリラックスにおすすめです。

ふくらはぎがつる

特別な治療法はない
あまりにひどいと筋弛緩薬の投薬も

こむら返りとも言いますが、ふだん使っていないふくらはぎの筋肉（ひふく筋）の運動神経が、何かのきっかけに急激に高ぶるために起こる筋肉の異常収縮とされています。ひとつは神経や筋肉が刺激に反応しやすい状態になっていることです。もうひとつは、長時間の立ち仕事や久しぶりの運動の後など、足の筋肉の緊張が長時間持続した状態で「筋紡錘」や「腱紡錘」という筋肉が正常に収縮するために働くセンサーがうまく働かなくなってこむら返りが起こることがあります。

ほとんどのこむら返りは病気と無関係に起こるものなので、病院などに行っても特別な治療法はないと言われることがほとんどです。こむら返りがひどいときには、筋弛緩薬、抗不安薬、漢方薬などが用いられることがありますが、対症療法にすぎません。眠気や、脱力感、しびれなどの副作用をともなうこともあります。

Case 16

白ゴマ油を塗布して眠りましょう
心のストレスが原因のことも

こむら返りは、アーユルヴェーダでは血流を巡らせる活動のエネルギーの乱れから起きると考えます。血流がうまく流れていないため、筋肉の緊張が続いてしまうのです。

日中から、体を冷やさないようにし、半身浴をしたり、就寝前は膝下にオイルを塗布して休むようにします。使用するオイルは熱処理した白ゴマ油がよいでしょう。

筋肉は本来、緊張と弛緩を自然に繰り返すものです。筋肉の緊張が続くというのは肉体的な活動のし過ぎだけが原因ではなく、心のストレスでも筋肉は緊張します。

就寝前の時間は、足のオイルマッサージをし、ホットミルクにギーを小さじ1杯入れたものをカップ1杯飲むなど、心身ともにリラックスするようにしましょう。

1週間程続けても足がつるようであれば、他の病気が潜んでいる可能性があります。喉の渇き、腰痛や足のしびれ、足が動かない、むくみなどがある場合は、糖尿病、腰椎椎間板ヘルニア、脳梗塞、腎疾患、甲状腺疾患、閉塞性動脈硬化症などが潜んでいる場合もあります。

Column 08

ギーの作り方

ギーとは、無塩バターからとれる純粋な油です。あらゆる油の中で最も純粋であり、活力素に満ちているといわれています。免疫力を強化して精神的ストレスを遠ざける効果があります。ギーを摂取しても、コレステロールを増やしたり脂肪分の摂り過ぎになることはありません。むしろコレステロールを下げます。

《準備するもの》

- 無塩バター（適量）、鍋、スプーン、ガーゼ、ボウル、ガラス瓶

《作り方》

①無塩バターを鍋に入れて、中火にかけます。

②やがてバターが溶け出し、表面に白いクリームが浮き出します。その下に黄金色の油ができています。それがギーです。

③火を弱めて、表面のクリームをスプーンですくいとります。クリームの泡がすっかりなくなるまでじっくり時間をかけてとり除きます。すくいとるとき、全体をかきまわさないように注意します。

④油の色の透明度が増して、鍋の底が少し焦げつきはじめたら、火を止めます。
⑤油が冷めるのを待って、ガラスの容器に移します。このとき、ガーゼで数回こすと、きれいなギーがとれます。
＊直接日光や高温の場所を避けて保存します。2か月くらいで使いきりましょう。

《使い方》

食べるとき

少量のギーで野菜などを炒める。

- バターの代わりとして、パンに塗ったり、お菓子づくりに。
- 消化を促すために、料理の上に小さじ1杯たらす。
- 夜、温めたミルクに溶かして飲むとリラックス&便秘の改善になる。

スキンケアとして

オイルマッサージ用として（顔に少量塗るとシワや乾燥によい。肌にかゆみがでやすい人は白ゴマ油に3割ほど混ぜるとよい）。

- まぶたに塗って寝たり、コットンをギーでひたしたものを目にパックすると安眠と眼精疲労をとる効果がある。

おりものが多い

健康体であれば、誰にもある
白いカスがあればカンジダ膣炎の可能性も

おりものは、そもそも子宮内膜、子宮頸管、膣、膣粘液、バルトリン腺などからの分泌液で、通常、透明、乳白色、黄色で粘性のある液体であり、すっぱい臭いがあります。健康な20〜30代の女性は、個人差はあるものの、多少のおりものがいつもあるものです。

おりものを煩わしく思う人も多いと思いますが、大切な役割があります。

1つめは病原体や雑菌から子宮や卵巣を守ること。

2つめは膣の粘膜をうるおし、自浄作用を助けること。

3つめは性行時の潤滑さを促進すること。

4つめは、受精を助けることです。

卵巣から分泌される女性ホルモンのひとつである卵胞ホルモン（エストロゲン）と

病院で治らない指数

Case 17

かかわりが深く、初潮の少し前から分泌され、20代の成熟期に入ると量が増えます。そして40代以降の更年期に入ると、おりものの量はすこしずつ減ってきます。

多少のおりものがあるのは健康ですが、明らかにいつもよりおりものの量が増えるのは異常を知らせるサインです。量だけでなく、月経中でもないのに血液が混じる、臭いが強いということがあれば、早めに婦人科の診察を受けるようにしましょう。

とくに、以下のようなおりものが見られる場合は、子宮や膣の病気、性感染症（ＳＴＤ）などのおそれがあります。

- 白くて豆腐カスのようにポロポロしている→カンジダ膣炎
- 黄色や緑、細かい泡のようなものが混じる→トリコモナス膣炎
- 黄緑色、膿をもつ→クラミジア感染症など
- 茶褐色、ピンク→子宮頸がんなど

右記のような病気でない限り、とくに婦人科では治療をするものではないというのが通常の認識です。入浴や下着が汚れたらすぐ取り替えるなど、清潔にするようにします。

いろいろな種類の雑穀を食べましょう

おりものは食事の老廃物

健康な女性のおりものの悩みで最も多いのは、「量が多い」というケースだと思います。アーユルヴェーダでおりものは、食べ物が代謝され、筋肉ができるときの老廃物と考えています。病気ではないとしても、普段から重く消化しにくい食事を摂っていると、おりものが多く出る傾向があります。

おりものの量を減らすには、筋肉の代謝を悪化させない食事をすることです。穀物を消化しやすさで見ると、小麦→白米→ソバ→雑穀（ヒエ、キビ、アワなど）→ライ麦→押麦→大麦という順番に消化しやすく、軽い質になっていきます。

おすすめは白米に雑穀を混ぜたごはんや、ソバです。さまざまな栄養素も摂ることができます。おかずは火を通した野菜、鳥肉、小魚を中心にするとよいでしょう。

ちなみに玄米は、アーユルヴェーダでは外皮が消化しにくく、体内の熱に作用する燃やすエネルギーを乱すため、すすめていません。皮膚炎や結膜炎など、炎症系の不調を招きやすくもなります。

また、白砂糖を含む食品（お菓子など）、小麦製品（パン、パスタ、うどん、ケー

Case 17

キなど）、乳製品（チーズやヨーグルトなど）、バナナといった重たい食事（P94）を控えましょう。とりわけ小麦製品とバナナは筋肉の代謝を乱します。

バナナは手軽なので朝ごはんやおやつにしている人も多いかもしれませんが、ねっとり甘く本来消化しにくいものです。南国の果物ですから体を冷やす質も。

おりものが多いと気になることに、下着の汚れもあるでしょう。最近は、おりものシートやパンティライナーなど、下着を汚さないための商品も出ていて愛用者も多いようです。一見便利な商品ですが、パンティライナーやおりものシートは防水性が高く、陰部に密着すると蒸れやすくなり、雑菌の繁殖によって臭いやかゆみ、かぶれの原因になります。

とはいえ、ビデなどで膣内を洗い過ぎると、膣内を正常に保つ働きをしている乳酸菌を洗い流してしまうことにもなります。そうすると、おりものの自浄作用が働かず、逆効果となります。トイレにいくたびなど、こまめに取り替えるようにしましょう。

肌がとてもデリケートになっていて、こまめに取り替えてもかぶれが気になるような場合には、通気性がよく肌にやさしいオーガニックコットンやガーゼ素材のナプキンやパンティライナーを使ってみるのもおすすめです。

月経不順

ホルモン剤などの薬物療法が中心

無月経は早めの受診を

健康体の女性であれば、平均12～14歳で初潮を迎え、妊娠・出産にかかわる期間を除き、ほとんどの人が月一度、子宮からの出血を繰り返します。それが正常な月経です。

正確には、前の月経が始まった日から次の月経が始まる前日までの日数が、25～38日の間に入っていれば周期的に正常な月経です。その期間より、短かったり、長かったりして月経がくることを、月経不順といいます。

月経周期が24日以下で月に二度、三度とくるような場合を「頻発月経」といい、思春期や閉経前になりやすいものです。

月経周期が39日以上で数か月に一度しか月経がこないような場合を「希発月経」と

病院で治らない指数

Case 18

いいます。

この場合、排卵がきちんとされていればまだ問題ありませんが、排卵せずに月経が来ている場合を「無排卵月経」といい、不妊症の原因になったり、卵巣や下垂体などの機能が低下している可能性があります。すべて異常な月経です。

無排卵月経は、月経周期がそれほど不規則にならないこともあるので、婦人科では基礎体温をつけるようすすめられ、それで排卵の有無を確認します。

なぜ月経不順が起こるかといえば、女性ホルモンの分泌がアンバランスになるためです。月経は、基本的には女性ホルモンの卵胞ホルモン（エストロゲン）、黄体ホルモン（プロゲステロン）によってコントロールされていますが、実際の体内のホルモン分泌のメカニズムはより複雑です。脳の視床下部、脳下垂体、卵巣という3つの器官が関係し合っているため、そのうちのどれかひとつにトラブルが発生すれば、すぐに月経に影響が出てしまうのです。

ただ、2、3か月の間、月経が不規則になっても、その後自然に正常な周期に戻るようであればあまり心配いりません。女性の体はとてもデリケートなので、ちょっとしたストレスで排卵が遅れたりすることがあります。ただ、60日以上月経が来ないようなら、「無月経」といって月経不順よりもより深刻な状態になります。

卵巣の働きがかなり落ちてしまっている可能性もあるので、早めに婦人科を受診することをおすすめします。無月経の期間が長ければ長いほど、治療にも時間がかかってしまいます。

月経不順の治療法は、薬物療法が中心です。薬で月経を起こす方法は、低用量ピルを使うことが増えています。ピルは1錠の中に必要な女性ホルモンのエストロゲンとプロゲステロンを配合した合成ホルモン剤です。崩れたホルモンバランスを薬を投与することで一定にコントロールして、安定した周期（28日）で月経と同じ出血を起こすことが可能になります。

他にも、2種類のホルモン剤を組み合わせてホルモンを補う「カウフマン療法」という方法があります。カウフマン療法は、一定期間エストロゲンとプロゲステロンを投与して、月経と同様の出血を起こすことで、月経本来のリズムを体に覚えさせ、そのリバウンド現象を利用して自然排卵を期待するものです。

どちらもホルモン剤を用いることの副作用が報告されています。

中でもリスクが高いのは血栓症です。身体のどこかに血栓ができて血管を詰まらせる恐れがあります。他には、手足のしびれ、胸の痛みや頭痛、吐き気、肥満などです。

Case 18

また、ホルモンバランス・血行・むくみ・貧血などを改善する漢方薬を処方される場合もあります。漢方薬は即効性がない場合がほとんどなので、用法・用量を守って飲みながら最低1か月は様子をみます。しばらく続けても体調が改善されないようなら、漢方薬が体質に合っていない可能性があります。

漢方薬は西洋薬に比べると副作用は少ないですが、性に合わない薬を飲めば、胃腸障害などが起きることがあります。また、天然物のソバや牛乳にアレルギーがある人がいるのと同じように、体質によっては、服用中に異変が起こる人も稀にいます。

どんな薬にもいえますが、それだけに頼って不調を治そうとしても、本当の健康は手に入りません。実際には、当人の免疫力や体力が不調を治す源になっているわけですから、食事やライフスタイルの見直しは欠かせないものなのです。

無添加のアロエジュースを飲みましょう

白ゴマ油のマッサージで残った経血をすっきり排出

女性の場合、月経が規則的に来ているかどうかが、ホルモンの状態を含めて心身が正常に働いているかどうかのいちばんわかりやすいバロメーターになります。

アーユルヴェーダで月経は、浄化の大事なプロセスととらえています。月経はそれまでの1か月に溜めていた毒素を経血で排出する毒だし期間でもありますから、規則的に月経があることは、女性が健康を維持するためにかかせないものです。

アーユルヴェーダで月経不順が起こる理由は、活動のエネルギーが乱れているためと考えます。活動のエネルギーが乱れているときの月経の症状の特徴は以下です。

- **月経前**＝神経質になる、気分が変わりやすい、不安感、落ち込み、不眠症、物忘れ、混乱、便秘などが生じやすい。
- **月経中**＝痛み、けいれん性の痛み、背中の痛み、経血量が少なく長く続く、黒ずんだ凝血を伴う経血、月経の期間や量が不規則

などがあげられます。一般的な対処法として、早寝を習慣とし、過度な活動や過度な外出を避けます。リラックスする時間をつくって、瞑想や簡単なストレッチを習慣

Case 18

にするなどもよいです。また、体を冷やさないようにします。

おすすめは、無添加のアロエジュースを、1日2回小さじ2杯程度飲むと、とてもよいです（月経中と月経後2日間を除きます）。

また、ダイエットをきっかけに月経サイクルが乱れたり、無排卵月経になる人もいます。食事は、温かく、適度に油分を含む食事を摂り、滋養を補いましょう。十分な量の穀物を昼に食べることも大切です。冷たいものは飲食しないようにします。


月経期間は、アーユルヴェーダでは3〜4日間が適切です。6日以上続く場合も、活動のエネルギーの乱れがある目安になります。

月経がすっきり終わらないという人に、白ゴマ油マッサージはとても有効です。毎日の習慣にできるとよいですができない人は、月経が始まる7日前から始めましょう。白ゴマ油で体全体をマッサージし、熱いお風呂かシャワーで油を流し、入浴しながら腹部を時計方向にマッサージするようにします。月経3日間は中止、4日目に多めのオイルで再開すると、体内に残った経血をすっきり排出することができます。

Column 09

適切な月経を迎えるための技術のまとめ

①生理1、2日前、就寝時、入浴後、ティースプーン1~2杯のヒマシ油を1/2カップのホットミルクに溶いて飲む。

②生理の1週間前から全身のオイルマッサージを行い、腹部をよく温めながら、時計回りに優しく数分間さすります。

③生理前の1週間、日中軽い散歩をします。

④生理前の1週間、忙しくしたり、緊張するようなことは避けます。

⑤適切で十分な睡眠を確保します。

⑥酸っぱ過ぎるもの、辛過ぎるもの、重いもの（P94）は食べないようにします。

＊これらは月経痛にもききます。

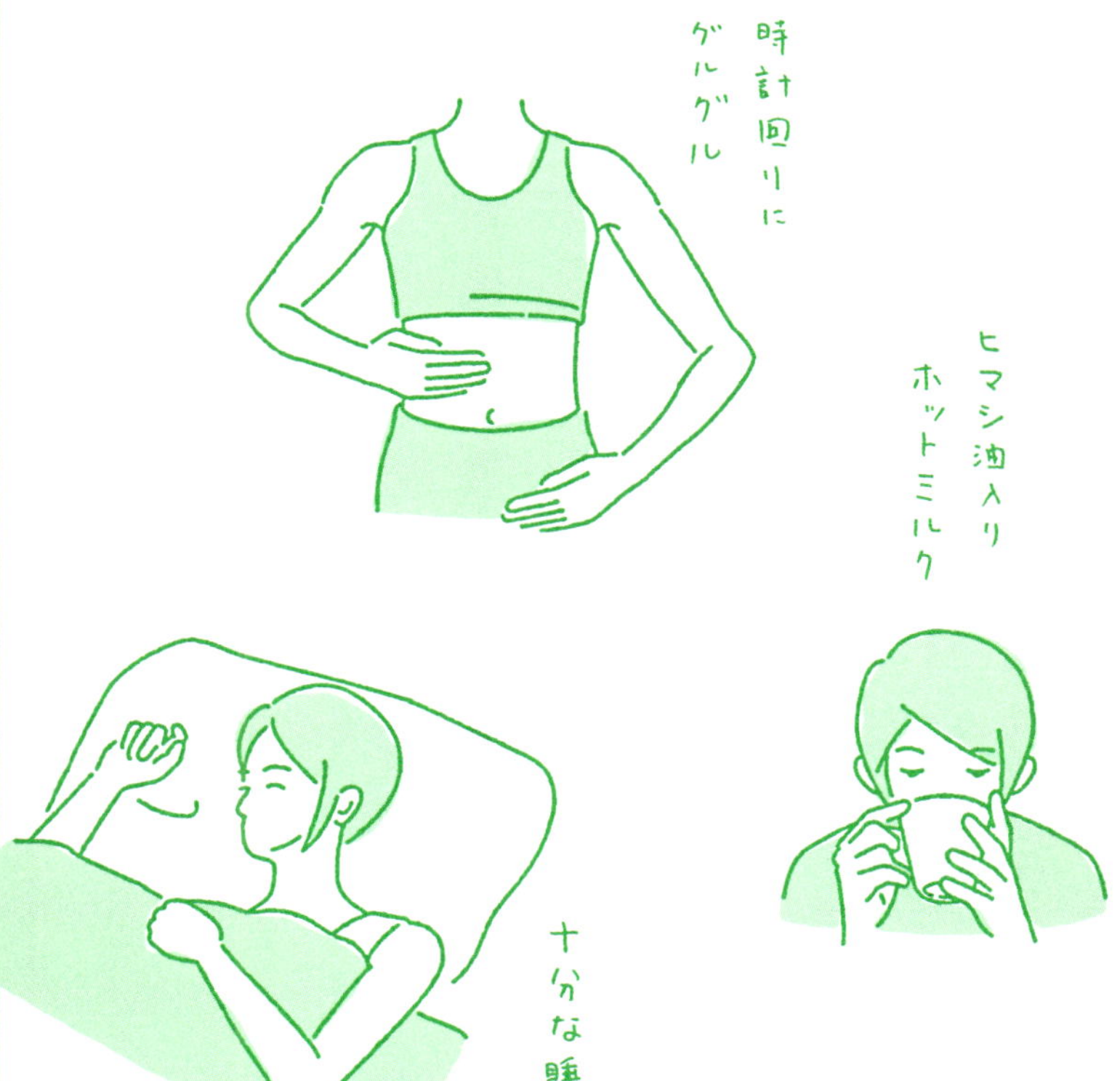
時計回りに
グルグル
ヒマシ油入り
ホットミルク
十分な睡眠

PMS

ピルやホルモン剤で症状緩和
便秘、眠気などの副作用も

月経前になると、「イライラする」「気分が沈んでしまう」「体の具合が悪くなる」というような症状は、ほとんどの女性が経験しているといわれています。

このような、排卵から月経開始までの時期にあらわれる身体的・精神的不快な症状を総じて、月経前症候群（ＰＭＳ）といいます。現代西洋医学では、ＰＭＳが起こる原因はまだはっきりわかっていないのですが、以下の要素があげられています。

〈1〉排卵後に訪れる「黄体期」に分泌される女性ホルモン、エストロゲンとプロゲステロンの急激な変動により、脳内物質や水分代謝、体調が不安定になる。脳内物質は、排卵後、卵胞ホルモン（エストロゲン）の分泌が減ることにより、セロトニン（喜びを感じる脳内物質）が急激に低下し、ネガティブな気持ちを引き起こすといわれています。

Case 19

〈2〉PMSの人は、ビタミン・ミネラルの微量栄養素の欠乏状態にあるといわれています。PMSの症状は、人によって実にさまざまです。「胸が張ってくる」「下腹部に痛みを感じる」といった身体的なもの、あるいは、「イライラする」「怒りっぽくなる」「理由もなく悲しくなる」「気力がわかない」というような精神的なものなど。ほぼ月経の開始とともに改善されますが、月経の周期ごとに反復してあらわれるため、非常にわずらわしいものでもあります。自分でコントロールができないほどひどい場合は、ホルモン剤や、抗うつ剤、精神安定剤を処方される場合もあります。

ホルモン剤は、月経不順（P116）のところで説明した低用量ピルを用いることが多く、ピルを飲むことで、ホルモンバランスを安定させ、PMSの症状を抑えようということです。しかし、PMS症状は個々によって症状が違い、原因がはっきりしないこともあるため、副作用が強く出たり、逆にまったく効かなかったり、よけいにPMSそのものの症状が強くなってしまうということもあります。

抗うつ剤や、精神安定剤の種類はさまざまですが、PMSの抑制には、筋肉の緊張をとりのぞき、イライラや不安感などを軽減する薬を処方されるでしょう。

一般的な副作用は、口が渇く、便秘、眠け、胃腸障害、頭痛などがありますが、中には依存性が高く、断薬の際に激しい離脱症状が生じるものもあります。

朝食、おやつに、レーズン入りホットミルクを飲みましょう

体を熱くしないことがポイント

アーユルヴェーダでは体内の燃焼のエネルギーが乱れると、イライラ、過食、怒りっぽい、頭痛、ほてり、汗をかく、排便回数の増加、下痢、湿疹や吹き出物などがあらわれやすくなると考えます。まずは、燃焼のエネルギーを鎮める食事をするようにしましょう。ただし、冷たいものをたくさん飲んだり食べたりはしません。とはいえ、熱過ぎる飲み物や食べ物はさらに熱性を乱しますので、冷たい飲み物は常温か氷抜き、食べ物は熱過ぎず「ちょうどいい」加減にしましょう。

また、日頃から積極的にとって欲しい食材はギー（P110）とレーズンです。そのまま食べてもいいのですが、おすすめはカップ1杯のミルクにレーズンを大さじ2、ギーを小さじ1入れて温めたものを朝食、おやつで。

アルコール、コーヒー、茶、チョコレート、チーズ、ヨーグルトなどの動物性食品は避けます。また、空腹なのに食事を抜いたり、遅らせたりしないようにします。余計にイライラしたり、興奮しやすくなります。

月経不順の項目でお伝えした、無添加のアロエジュースを、生理中生理後2日間は

Case 19

除いて1日2回食後小さじ2杯程度飲むことも有効です。

生活面でも、体にこもっている熱を冷ますようにしましょう。

- 寝る前にココナッツ油をおでこと足に塗る（冷やす作用がある）
- 1日2回、外陰部を冷たい水で洗浄する
- 1日2回、冷水で目を洗う

熱いシャワーを頭に浴びたり、直射日光に当たり過ぎたりなど、体が熱くなることを避けるのもポイントです。怒りっぽかったり、気分が乗らないときは休息を多くとるようにして、活動中も「今していること」に意識を集中するようにします。

月経前にむくみや乳房の張り、だるさ、眠気が起こる人もいます。それは、体内の結合のエネルギーの乱れが原因です。こういうタイプの人は、月経1週間前はチーズ、チョコレート、塩、白砂糖や小麦粉などの重い食事は避けましょう。ただし、ラッシーや温かいミルクはかまいません。夕飯は食べ過ぎないようにします。お腹がすいていなければ食事をしなくてもいいくらいです。

運動はとても有効です。毎日最低でも30分散歩するなど、こまめに体を動かすことで気分がリフレッシュされます。

激しい月経痛（月経困難症）

病院で治らない指数

痛み止めを飲む。子宮内膜症なら手術も

40年間、鎮痛剤を飲み続けるのは恐ろしい

月経困難症とは、月経中、「痛みがひどく、横たわっていないと耐えられない」「家事も手につかない」など、日常生活に支障をきたすほどの症状を伴うものを月経困難症と呼び、一般的な生理痛とは区別しています。

月経困難症の原因は、プロスタグランジンという物質が過剰分泌されるためで、これは人間のさまざまな細胞や器官に存在する生理活性物質のひとつです。具体的には、血圧低下作用や筋肉の収縮作用、黄体退行作用、血管拡張作用など。月経周期に合わせて分泌され、子宮を収縮させて経血や粘膜をスムーズに排出させるという大事な働きを担っています。しかし過剰に分泌されると、必要以上に子宮を収縮させ、激痛が起こるのです。寝込むほど月経困難症が重い場合は、プラスタグランジンの分泌を抑える薬や子宮収縮を弱めるために子宮を構成する筋肉「平滑筋」を緩める薬が処方さ

Case 20

れたり、低用量ピルを服用することで排卵そのものを止める方法がとられたりします。

プラスタグランジンの分泌を抑える薬は、イブプロフェン、アスピリンなど、いわゆる鎮痛剤のことで、市販薬も多数あります。「平滑筋」を緩める薬は、ブチルスコポラミン臭化物という成分を含む薬で、通常は胃痛や腹痛に用いられるものです。内臓の筋肉や緊張を和らげる作用があり、それを利用して月経痛にも処方されることがあります。必要以上に飲み過ぎると、頭痛、腹痛や下痢、便秘、排尿困難、肝臓の調子が悪くなるなどの副作用があります。ピルの副作用は前述したとおりです。

月経痛は市販薬も多く出回っているため、毎月気軽に服用している方も多いのですが、女性の一生で月経があるのは平均で35~40年間。その間ずっと薬に頼っていても月経痛は完治しないばかりか、鎮痛剤の長期服用は、自律神経にダメージを与え、最後には、交感神経が過緊張状態になり、消化管の働きを止められてしまうこともあります。すると食欲がなくなりやつれ、老化が促進されて寿命を縮めたりという結果につながりかねません。そう考えると、恐ろしい薬なのです。

また、月経痛がひどい人は、子宮内膜症や子宮腺筋症、子宮筋腫といった病気がある場合もあるので婦人科を受診したほうがよいでしょう。子宮内膜症などにかかっている場合は、ホルモン療法を基本とする薬物療法が主な治療法になります。

ホットミルクにヒマシ油を入れて飲みましょう

乳製品、チョコレート、油ものを減らして冷え防止を

まず、月経痛のある人は、コラム「適切な月経を迎えるための技術のまとめ」（P122）の1~5を実践することをおすすめします。

とくに、1つめのヒマシ油は、腸や子宮口を柔らかくする効果があるとされ、同時に、腸内に詰まっているものも出してくれるので、便秘の解消にもなります。

また、プロスタグランジンという物質の過剰分泌の話をしましたが、その原因には、冷えがあるわけです。体が冷えて血行不良が起こると、子宮は収縮しにくくなります。体は経血を子宮の外に排出するために、余計にプロスタグランジンを分泌させ、子宮を収縮させなければなりません。その結果、激しい月経痛が起きるのです。

つまり月経痛には体の冷えが大いに関係しているのですが、冷え性（P40）の項目でお伝えしたように、西洋医学では冷えは病気とはみなしません。つまり治療の対象にならないため、冷え性に対する生活のアドバイスはあっても、基本は以下の薬を処方されます。冷えの改善はP40を参考にしましょう。

女性は月経の経血により、体に溜まった毒素がデトックスされているわけですが、

Case 20

その毒素は、その1か月の間の食事内容が大いに影響しています。

月経痛がひどい人は、乳製品、甘いお菓子、肉や脂肪の多い重い食事（P94）、コーヒー、チョコレートなどのカフェイン、冷たいものなどを控えてみてください。このような食事は、消化に負担がかかり、アーユルヴェーダでは滋養のエネルギーを乱し、冷えを招くとされています。冷えがあるというのは、体液が滞りがちになり、血液が汚れているとイコールですから、ほかの病気を招く元凶になりかねません。

月経痛でクリニックに見えた患者さんの中には、1か月、食事内容を改めただけで、月経そのものが軽くなり、経血の量が減ったという方がたくさんいます。

また、月経痛の重い人はリラックスすることが、殊のほか大事です。

現代人は忙しいもので、いつもなんらかのストレスにさらされていますし、仕事を際限なく続けてしまう人もいます。P76を参考に、自分のタイムテーブルを決めて過ごすようにするとよいでしょう。仕事は何時まで、スマホやPCは何時まで、ごはんは何時と決める際、リラックスする時間も決めてみましょう。

不妊症

ホルモン剤の服用から体外受精まで多岐にわたる

保険適用がきかず、高額治療になる

今、カップルのうち「7組に1組」が不妊に悩んでいるといわれています。不妊症の医学的な定義は、正常な夫婦生活があり、2年以内に妊娠しない場合をいいます。これは通常、夫婦の90%以上が2年以内に妊娠するという事実に基づいています。

直接的な原因は、女性、男性それぞれにあります。

女性の不妊症の原因のほとんどは、子宮内の血液の循環が悪く血液がスムーズに流れていないことです。ホルモンの分泌が悪く、大きくて立派な卵子が成長しないことが多いようです（排卵因子、卵管因子）。また、黄体の機能が安定せず、子宮内膜の状態が悪いため、せっかくの受精卵が子宮内膜に着床しにくくなっていることもあります（着床因子）。そのほか、加齢による卵子の老化なども一因とされます。

一方、男性の不妊症の原因は、ほぼ精子の数が少ないか、または元気がない場合で

Case 21

す。まれに無精子症があります。最近、増えてきているのが男性機能障害です。勃起障害、EDという呼び方が一般的です。

不妊治療といっても治療法はさまざまで、かかる費用も大きく異なります。

〈1〉タイミング法＝女性が排卵誘発剤を服用し、排卵日を予測して性交する方法

〈2〉人工授精＝女性の子宮内に人工的に精子を注入して授精させる方法

〈3〉体外受精＝体内から取り出した卵子と精子の受精を体外で行い、受精が正常に起こり細胞分裂を順調に繰り返して発育した良好胚を体内に移植する方法

〈4〉顕微授精＝体外に取り出した卵子に、極細のガラス針で人為的に精子1匹を注入する方法

この中で健康保険が適用されるのは、〈1〉のタイミング法のみです。他は各病院によって異なりますが、人工授精は1回平均1万5千円、体外受精や顕微授精は1回20万〜60万といわれています。いずれも一度で成功する確率は低く、数年の治療を経て妊娠に至ることも少なくないため、現在の医療制度では経済的な負担が大きくなります。

経済的な問題だけではなく、子どもを待ち望む者にとって、治療が成功しなかったときのストレスは相当なものです。妊娠にストレスは大敵とされながら、とてもストレスがかかる治療をしなければならないというのは、本末転倒といわざるをえません。

妊娠力を高める食事を摂りましょう
ヨーグルト、生ハチミツ、オージャスドリンクを

アーユルヴェーダの不妊のアプローチは妊娠を可能にするだけでなく、生まれてくる子どもが健康であることも前提にしています。

受精は、農業にたとえることができます。農作物がすくすく元気に育つためには、土壌の質、種、種まきのタイミング、水の量などが関係しています。同様に、赤ちゃんの健康も両親の健康が関係しているということです。

問題なく妊娠し、元気な子どもを産むためには、次の４つの要素を考慮しなければなりません。

- 精子／卵子（種）
- 子宮（土壌）
- 栄養（水）
- 受精のタイミング（種まきのタイミング）

そして、男女ともに生殖能力の高さは生殖組織の強さに関係しています。精子や卵子は、体の組織が順を追ってる作られる際の、一番最後にできる物質です。つまり、しっかり滋養が足りていないと、最後まで栄養が行き届かず、月経不順が起きたり、卵子や精子の質の低下を招きます。過激なダイエットや偏った食事はしないようにしましょう。

《妊娠力を高める食事（男性も）》

- ヨーグルトを食べる
- 胚芽米や全粒粉小麦を食べる
- 小松菜とインゲンと人参を一度茹で、ミキサーにかけたペーストを食べる
- アーモンドやピスタチオやくるみなどのナッツを食べる
- 調理にきび砂糖を使う
- 熟れたマンゴーやバナナやブドウを食べる
- 活力素を増やす食事をする（デーツ、生ハチミツ、調理にギーを使う）
- オージャスドリンクを飲む

また、ヨーグルトはねっとりと重たい質のため、通常アーユルヴェーダではおすすめ

していませんが、妊娠を希望する、または妊娠中といった滋養が必要な人にはすすめています。ただし常温で食べましょう。

いくら滋養が必要といってもなんでも食べていいというわけではありません。消化できなければ滋養には結び付きませんから、毒素となり体に溜まって健康を損ねることにもなります。消化力をいつも整えておくことが大事なのです。

腹八分目を心がけ、白湯を飲みながら食事をしたり、冷たいものを飲食しない。週に一度か二度は夕食をスープだけにするとよいでしょう。

妊娠を望む人は、男女ともにリラックスしていることが大切です。定期的に瞑想をすることや、質の高い十分な睡眠をとることも忘れないでください。

Case 21

《オージャスドリンクの作り方》

- 材料＝牛乳1カップ、生ハチミツ小さじ1、ギー小さじ1、ヨーグルト小さじ1、きび砂糖小さじ1

①鍋に牛乳を入れ、火にかけます。
②温まったら生ハチミツ以外の材料を入れ、よくかき混ぜます。
③牛乳が人肌程度に冷めてから、生ハチミツを加えます。

妊娠を望むカップルは、このオージャスドリンクを女性の排卵日の3日前から3日間連続して飲むようにします。男性の場合は、ヨーグルトの代わりに生のタマネギをすりおろして搾った汁を入れ、同様に3日間飲むと効果的です。

更年期障害

ホルモン補充療法（ＨＲＴ）や漢方薬、抗不安薬など

乳がんのリスクも

40代後半から50代に差し掛かる頃になると、男女ともに更年期障害に悩まされることが増えてきます。ひとつは、女性はこの時期、月経不順に陥って、精神的に不安定になりがちです。一方、男性は、勃起不全に陥るケースが多くなっています。

典型的な症状としては、情緒不安定やうつ気味など精神面の要素が大きくあらわれるほか、ほてりやのぼせ、動悸や血圧の激しい上下、腹痛、微熱、あるいは耳鳴りといった体への影響も出てきます。

更年期障害の原因は、ホルモンの分泌が低下することによる、ホルモンバランスの崩れです。分泌が低下するホルモンは、女性がエストロゲン、男性はテストステロンです。

一般的に、女性のほうが症状に悩まされることが多いのは、閉経期に合わせてエス

Case 22

トロゲンの分泌量が急激に減少するからだといわれています。治療は、ホルモン療法が有効とされますが、女性の場合、乳がんのリスクがあがります。

最近では、30代の若い女性に更年期症状があらわれる「若年性更年期障害」が増えているようです。これらは、飲酒や喫煙、運動不足、転職や結婚などによる生活リズムの変化、あるいは食習慣の乱れなどが原因ともいわれています。治療としては、まずは生活習慣を見直し、さらにホルモン療法や漢方薬を用いるのが基本です。

オリーブ油、ココナッツ油で体の熱をとりましょう

不安感があるときは、1日のスケジュールを決める

アーユルヴェーダで30～40代の人は、個人の体質にかかわらず、燃焼のエネルギーが優位とみます。そのおかげで、多少ムリがきいたりもするのです。

それが50歳近くになると、活動のエネルギーが優位に変化します。ある時を境にきれいに切り替わるわけではなく、双方の割合がゆるやかに波打ちながら逆転していくかんじです。ですから、燃焼のエネルギーが波の乱れのようにあらわれることがあり、それがほてりやのぼせ、ヒステリーといった症状につながります。

活動のエネルギーの波が大きく乱れると、不安や心配といった精神的な不安定さにつながります。まず、ほてりやのぼせといった体が熱くなる症状を抑えるためには、オリーブ油やココナッツ油といった冷やす質のオイルが有効です。ヘッドマッサージや夜寝る前にそれらの油でフットマッサージ（P33）だけでもよいでしょう。

不安感や落ちつきのなさが目立つようだったら、活動のエネルギーを整えます。まずは1日のスケジュールを決めるなどして、無理をしないことです（P76）。

更年期障害は、30代から体を整える生活を送ると症状がまったく違ってきます。

Case 22

《マッサージオイル豆知識》

オイルマッサージに使うオイルは、白ゴマ油が基本です。ただ、季節や体調に合わせて、自分にあったオイルを使用するとなお、効果的です。

●冬～春＝白ゴマ油を多めに使いましょう。考えごとが止まらない、落ち着かないといった時にも効果的です。汗をかきやすい人、体温が高い人は冬～春でもオリーブ油とココナッツ油でもかまいません。

●夏～秋＝オリーブ油とココナッツ油は体を冷やす効果があり、汗ばむ季節に適しています。また、季節に関係なく、皮膚にかゆみや炎症を起こしやすい人は、このふたつがおすすめです。さらに、夏でも1日冷房のきいた部屋にいるなどして、冷えが強い人は白ゴマ油でもかまいません。

Column 10

調理用油の豆知識

ギー

全般的に消化力を上げます。肥満気味の人は摂り過ぎに注意します。ギーを使うときは、ともにスパイスを使うのがおすすめです。コリアンダー、クミン、ターメリック、フェンネルといっしょに摂ると、コレステロールが上がらないといわれています。Ｐ１１０の作り方も参考にしましょう。塗布用にも使います。

ヒマワリ油

体を温め、消化力を強くします。食用で一番軽い質です。

オリーブ油

汗かきなど、体温がこもりやすかったり、体温が高い人におすすめ。ただし、寒い季節は向いていません。

アーモンド油

眼精疲労に効果があります。頭の百会のツボに塗るといいとされています。汗かきなど、体温がこもりやすい人は摂り過ぎに注意。

グレープシード油

比較的消化に重いオイルに分類されるため、消化の火が弱っているときは、摂り過ぎに注意です。

ココナッツ油

体温が高い人、暑い時期におすすめです。消化しにくいため、冷え性の人は控えたほうがよいです。塗布用にも使います。

そのほかの油

ピーナッツ油はいずれのエネルギーも乱すため、アーユルヴェーダではすすめていません。

また、ゴマ油は2種類あります。焙煎した茶色く、香りがするものと、色が薄く香りもない太白ゴマ油です。アーユルヴェーダで用いるのは、後者の太白ゴマ油ですが、あまり食用にはしません。また、アマニ油、ベニバナ油は人間の体にあっていないので、摂らないようにされています。

吹き出物・ニキビ

抗菌性外用薬を塗ったり、抗生物質を服用

ピーリング系は肌バリア機能が低下する危険性も

吹き出物とニキビは医学的には同じものです。思春期から20代にかけてできるものをニキビ、30〜40代によくみられるのを吹き出物（大人のニキビ）といっています。どちらも皮脂が過剰に分泌されることで毛穴がふさがり、この詰まった皮脂をエサにするニキビ菌が増殖することで、炎症を起こし化膿します。

しかし、それぞれ原因は異なります。思春期は体を作るために成長ホルモンが分泌されます。この成長ホルモンが皮脂腺を刺激して皮脂が過剰に分泌されるため、毛穴が詰まりやすくなり、ニキビ菌が繁殖しやすくなるのです。

一方、大人のニキビの原因は、ひとつではありません。たとえば、病気になって免疫力が下がっているときや、多忙で睡眠時間が短いときなど健康面に不安があるときや、ストレスや無理なダイエット、シャンプーや洗顔料のすすぎ残しや、間違ったス

Case 23

キンケアなど、複数の原因が考えられます。一説では、これらの原因から表皮の新陳代謝（ターンオーバー）のリズムが崩れ、古くなった角質が溜まってしまい、角質層全体が厚くなり毛穴をふさいでしまうといわれています。肌の新陳代謝とは通常約28日で新しい細胞と古い細胞が入れ替わるサイクルです。それが何らかの原因により乱れるということです。また、大人ニキビはUゾーンといわれる顎やフェイスライン、そして首筋にかけてできる傾向があります。

病院に行くと、生活習慣全般の見直しを指導されるほか、ニキビの炎症やニキビ菌を抑える目的の洗浄力が高い石鹸、塗り薬や飲み薬を処方されます。

石鹸や塗り薬の中には、ニキビ菌が繁殖している角質を人工的に剥がすピーリング効果で肌のターンオーバーを早め、肌の再生を促すものがありますが、肌への負担が大きく、薬負けして肌が敏感になり過ぎてしまったり、肌が再生しても皮膚が薄くなって、肌のバリア機能が回復しにくくなるなどの副作用がともなうものもあります。

飲み薬は、菌自体にアプローチする抗菌剤が用いられることがありますが、その強い効果によって、めまいなどの副作用が出てしまう人もいます。妊娠中やアレルギーを持っている人は使えないことも多いものです。

薬に頼り過ぎて、本来の肌の機能そのものを失うことは避けたいものです。

甘いものを控え、白湯をたっぷり飲みましょう

ギー＆ターメリックペーストの塗り薬も

アーユルヴェーダでニキビや吹き出物は、簡単にいうと体の中に余分な毒素が溜まっていることが原因です。

重たい食事や刺激物を多く摂ると消化力が弱り、毒素が溜まります。結果、血液が汚れ、筋肉が作られる際の働きが害され、皮膚の炎症が起こっている状態です。

根本から整えるためには、バランスの悪い食事の見直しをします。とくに肉や魚を控え、菜食中心の消化のよい食事にし、白湯を飲み、チョコレートや砂糖、揚げ物などは極力控えめにすることです。

すでに炎症が起こっている患部に対しては、低刺激の石鹸で優しく洗顔。牛乳で顔を洗うのもよいとされています。冷やす効果のあるローズウォーターやオリーブ油で肌を整えたり、洗顔後、ギーとターメリックのペーストを塗るのも効果的です。また、日光浴は避けましょう。

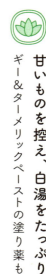

Case 23

《ニキビに効くペーストの作り方》

①ギーとターメリックを4：1の割合で混ぜ、患部に塗ります。
②5～10分後に洗い流す。このケアを朝晩行います。

乾燥肌

ワセリン、尿素などの外用薬の塗布が主流
薬をやめれば、また乾燥肌に

正常な皮膚が柔らかくしなやかなのは、水分を含んでいるからです。水分が失われないように、皮膚の一番外側の表皮には脂が含まれていて、その下の角質層にある水分の蒸発を防ぎ、皮膚の深層部をうるおった状態に保っています。ニキビ・吹き出物の項目でも説明しましたが、それが肌のバリア機能です。この脂が失われてしまうと角質層がむき出しになり、水分が蒸発すると、皮膚は乾燥します。

西洋医学でいわれる乾燥肌の直接的な原因は、主に以下の４つです。

〈1〉冬の寒さ・乾燥（温度・湿度が低くなると、肌のバリア機能が低下し、皮脂の分泌が減る傾向があるため）

〈2〉寒さによる血行不良（なんらかの原因からくる血液循環の悪さによって、肌の機能が低下するため）

〈3〉ストレスや生活習慣の乱れ（栄養の偏り、睡眠不足、喫煙、過労などのため）
〈4〉加齢（30歳を過ぎた頃から、皮脂量は急激に下降線をたどるとされています）
その他、入浴回数が多過ぎることや、間違ったスキンケアなどが原因となる場合もあります。たとえば、入浴で肌をごしごしとこすって洗い過ぎたり、熱い温度のお湯につかると、デリケートな表皮はすぐに壊れてしまいます。スキンケアも同様で、何度も顔を洗うとか、肌に合っていない化粧品を使うなどして、皮膚を傷つけた結果乾燥してしまう場合もあります。

病院では、失われた水分と油分を補う薬が処方されます。ワセリンや鉱物油、グリセリンという保湿成分を含んだ軟膏やクリーム、フケのような皮膚の剥がれの症状については、サリチル酸や乳酸、尿素を含む溶液やクリームを使用するのが一般的です。
いずれにしても薬は、外から水分・油分を与えているだけです。使用をやめれば、また乾燥肌は復活します。サリチル酸や乳酸などは、表皮を人工的に剥がすピーリング効果を狙っているものですから、使い続けることで、肌そのものが薄くなり、結果的に表皮や角質層の機能そのものを下げてしまうこともあります。

白ゴマ油を塗り、新陳代謝を整えましょう
15分で皮膚から骨まで届く

気候や加齢に関係なく、いつも肌が潤い、健康な人というのはいらっしゃるものです。そういう人は、体質もあるとはいえ、肌の観点からいえば、水分・油分のバランスがとれているということです。

アーユルヴェーダで乾燥肌は、体の中の動きのエネルギーが乱れ、乾燥の質が優位になるために起こるといわれています。血液や体液の循環のコントロールがうまくいっていない状態です。ですから、この動きのエネルギーを整えていくことが大切なのですが、すでに乾燥が肌にあらわれているとなれば、最適な方法は、白ゴマ油マッサージです。ここまでも折に触れて出ていますが、白ゴマ油を体に塗ることは、さまざまな健康・美容効果があります。ここでまとめておきましょう。

- 肌に潤いを与え、乾燥、シワ・しみの予防と改善になる
- 体が温まり、代謝がアップする
- 白ゴマ油はデトックス効果が高く、肌に塗られたゴマ油は、毛穴から毛細血管に入り、血液で全身を巡って15分で骨まで到達する。そのゴマ油は体に溜まっている老

Case 24

廃物を抱え込み、再び皮膚の表面や消化管から排泄物として体外へ排出する。結果、として、消化力が上がる。

- 脂肪を燃やす特性があり、減量効果が期待できる
- 活動のエネルギーが鎮まり、精神状態が安定する
- 3つのエネルギーのバランスが整い、疲労回復がスムーズになり、不調を起こしにくくなる

このように、肌の代謝機能を正常にし、体内の老廃物を浄化する役割があるので、アーユルヴェーダでは、「オイルマッサージを5年続けると、10歳若返る」といわれているほどなのです。少々めんどくさいと思うかもしれませんが、それを補ってあまりある効果があると断言しましょう。万年乾燥肌に悩み、あらゆる高価な化粧品でケアしたり、サプリメントを飲んでいても治らなかったのに、1本数百円の安価な白ゴマ油で肌が美しく蘇ったとたいへん感動されていたことがあります。

その他乾燥を予防するためには、白湯を適切に飲んだり、十分な睡眠をとるようにするなどして、疲れを溜めないことも大切です。

Column 11

白ゴマ油を塗るだけマッサージ

アーユルヴェーダのオイルマッサージは筋肉をマッサージ（揉んだり）する必要はありません。ただ塗るだけでいいのです。白ゴマ油は生のゴマから抽出されたオイルで、ゴマに含まれるゴマグリナンが豊富に含まれています。ゴマグリナンは生活習慣病をはじめ、老化、美容など、健康効果、美容効果が期待できます。とくに、ゴマグリナンに含まれるセサミンという成分は植物性の女性ホルモンの一種といわれていて、ホルモンバランスの乱れからくる不調を整えてくれるものなのです。

白ゴマ油は頭皮からつま先まですべての皮膚に塗ることができます（目には入らないように）。分量は全身で大さじ3程度です。

部分塗布の場合、最も効果的な部位は「頭皮と耳まわり」。頭と耳は神経が集中しているので、活動のエネルギーを効率的に鎮めることができ、心が落ち着きます。次に効果的なのは足（足首より下）です。本当に時間が無いときは、額と耳たぶ、だけでもいいでしょう。おすすめの時間帯は朝もしくは夕方がよいです。とくに、朝は全身の管（スロータス）が広がっていてデトックス効果が高くなります。

最後は必ず温かいシャワーかお風呂につかり体を温め、オイルを洗い落とします。

《マッサージオイルの作り方》

●材料＝白ゴマ油（適量）、保存用ボトル、温度計

①鍋に白ゴマ油を入れ、110度まで加熱し、冷めたら保存用ボトルに移す。常温で約2か月保存できます。

＊空腹時、食後は2時間以上を経過して行います。

＊月経開始から3日間は行いません。

＊体調の悪いとき、体にケガをしているときはしません。

＊妊娠中は4か月まで行いません。その後は、腹部、腰まわりをさけて行ってもかまいません。

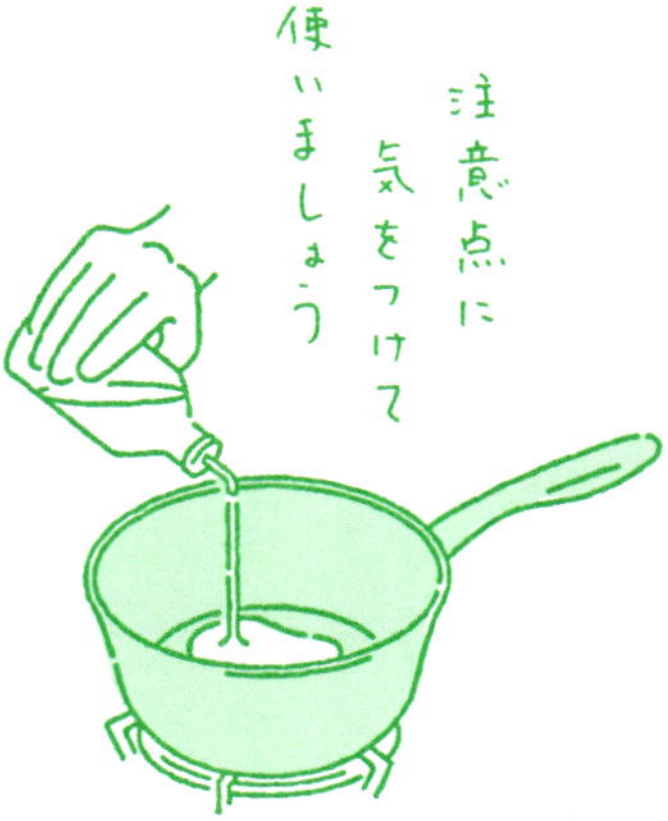

爪が薄くてわれやすい

必要な栄養素を補い、ネイルクリームなどでケアする

完治は難しい

健康な人の爪は、ピンクがかったほのかな紅色で艶があります。爪は肌が角質化したものなので、体の健康状態が顕著にあらわれるところでもあります。

病院では、爪の色が変色していたり、でこぼこしているなど明らかな異常をともなえば、そこから考えられる病気を疑うでしょう。しかし、ただ爪がわれやすいというだけですと、生活指導やなりやすい原因に対してのアドバイスをするまでです。

西洋医学的に、爪が薄くなる原因は、大きく3つあります。

〈1〉食事の栄養バランスの偏り
〈2〉血行不良
〈3〉乾燥

対処法は、

Case 25

〈1〉に対しては、爪はケラチンというタンパク質でできていますから、肉や魚、卵、牛乳などの良質なたタンパク質とともに、カルシウム、鉄、マグネシウム、亜鉛などのミネラル、ビタミンB群、Cを食事やサプリメントで補います。

〈2〉に対しては、手先や足先が冷たいのは末梢まで血液がきちんと行き届いていないことが原因です。爪もみマッサージや、全身運動することで血行不良の解消もするように指導されます。

〈3〉に対しては、冬など寒い時期に気温・湿度の低下から起こる場合や、ネイルの刺激や、食器洗い洗剤などのダメージのために起こる場合もあります。いずれもネイルクリームなどを塗り、こまめに保湿をします。なお、二枚爪も乾燥とネイルなどの外部の刺激が原因ですが、鉄欠乏性貧血で生じることもあります。

いずれの治療をしても、完治しない、薬をやめたら元に戻ってしまったということもよく聞かれます。それは、根本的な治療になっていないからです。現代西洋医学では、爪はタンパク質からできていると考えています。通常は食事が体内であらゆる代謝をして肉となり血となり、髪や爪にもなるものです。つまり根本の食事や代謝に問題があるのではと考えるのが普通です。外から薬やクリームを与えるだけでは完治しないものです。

爪にギーを塗りましょう

消化力と代謝を高めることが必要

アーユルヴェーダでは、爪がすぐにわれたり、もろくなる場合は、健康状態になんらかの原因があると考えます。

一番の原因は、活動のエネルギーが乱れ、消化と代謝がうまく行われていないためとみます。

アーユルヴェーダでは、爪は、骨組織がつくられる際の排泄物と考えています。ですから、骨の代謝が動きのエネルギーの乱れによって害されると、爪まで栄養が行き届かなくなり、乾燥し、もろくなると考えます。

まずは、消化力をあげ、骨を強化する食事をするようにします。

豆のスープ、温めた牛乳、ギー(P110)、ギーで調理したにんにく、生ハチミツ、全粒粉小麦、などをバランスよく食べます。

食事のさいは代謝をよくするために白湯を飲んだり、夜遅い過食や冷たいものの飲食をしないことも大切です。

また、寝る前にギーを爪に塗り、布手袋をして休むと、翌朝しっとりした爪になります。

一般的に30代後半以降になると、爪の表面に縦線があらわれる人が多いようです。これは肌のしわと同様の原理で起こる老化現象のひとつといわれていますが、アーユルヴェーダでは、その原因は「爪がわれる」と一緒で活動のエネルギーの乱れが引き起こす乾燥です。右記のとおり食生活に気をつけ、ギーで指先に油を補うことでちゃんと解消されていきます。

Case 25

膀胱炎にかかりやすい

病院で治らない指数

抗菌薬を3日〜1週間程度服用する

疲れで抵抗力が低下するとかかりやすい

膀胱炎の原因は、細菌感染です。大腸菌を筆頭に腸球菌やブドウ球菌などですから、誰でもなりえます。こうした細菌が尿道口から侵入して膀胱に入り、炎症を起こします。「トイレを我慢するとなる」というのは、膀胱は感染を防御する力が備わっていますが、疲れなどで体の抵抗力が下がっているときなどに尿を我慢すると、細菌類も抱え込んでいることになるためです。

気をつけたいのは、膀胱炎が半年で数回も起こるような慢性化です。慢性膀胱炎が悪化すると、自覚症状がないにもかかわらず検査の尿中に多数の細菌が住みついているとわかることがあります。治療としては水分を多く摂ることのほか、細菌を殺す抗生物質を常備し、症状があらわれたらすぐに薬を飲むなどです。しかし、抗生物質の乱用は耐性菌の出現につながりやすく、そうなると治療は困難になります。

Case 26

麦茶を日中1ℓ飲みましょう

排泄をうながしてくれる

アーユルヴェーダの膀胱炎の治療法の基本は、利尿で膀胱や尿道の菌を洗い流すことです。

いちばんは、温かい麦茶を飲むこと。膀胱炎に効果的な飲み方は、朝、市販されている麦茶のパックを1ℓぶん煮出します。水出しではなく、火にかけて煮出すことが大事です。できればそれを保温ポットに入れて、もしくは常温で小まめに飲みます。1ℓを午後6時までに飲み切りましょう。

麦茶には消化力を上げる効果はありませんが、乱れた体内のエネルギーを鎮静する効果があります。また、利尿効果が高いだけでなく、排泄全体をよくしますから、便秘解消にもつながります。

科学的には麦茶の香りの元であるピラジンという物質に血液をサラサラにする成分が含まれているといわれます。ひとことでいえば、体全体の流れをよくしてくれる効果が抜群なのです。

デリケートゾーンのかゆみ

性器を清潔にする、かゆみ止めの塗布

薬で菌を取り除くことはできない

病院で治らない指数

女性性器は、おりものや尿、汗などの分泌物が付着しやすく、常にじめじめ湿った状態になりがちです。その多くは、ムレやおりもの、ナプキンによるかぶれ、汗などが原因で、深刻な病気ではないことがほとんどです。

その場合、病院では女性性器へのかゆみ止めの塗り薬を処方されるでしょう。最近は市販薬も出回っています。そのような薬は一時的にかゆみを抑えてくれるかもしれませんが、外陰部を締めつけるようなパンティストッキングや、おりものシートや生理用ナプキンを使い続けている限り、慢性的なむれやかぶれをくりかえすことになりかねません。そのたびに塗り薬を塗っていると、耐性ができ、じょじょに効かなくなってくるという恐れがあります。

Case 27

また、かゆみを引き起こす原因のなかには、真菌のように、高温多湿になると繁殖しやすいものがたくさんあります。カンジダ膣炎、感染性外陰炎（大腸菌、ブドウ球菌）、トリコモナス膣炎、尖圭コンジローマ（パピローマウイルス）などです。

このうち、カンジダ菌は常在菌ですが、疲労などで免疫力が低下すると増殖し、おりものが増え、カッテージチーズのようにポロポロとしたおりものと、かゆみが出ます。痛みを伴うかゆみや、陰部がただれてきたら、感染が悪化している可能性が高くなります。ひどくなると、不妊の原因にもなるものです。

カンジダ膣炎と診断されると（その他の真菌でも）、西洋医学では、抗生物質を投与し、大半の細菌を死滅させるようにします。しかし、再発をくり返していると抗生物質に強い菌が残り、増殖することでまた発症し、悪循環に陥ってしまうケースが多いのです。

デリケートゾーンのムレやかぶれにしても、カンジダ菌などの真菌にしても、薬によって根本の菌を取り除くことはできません。そもそもカンジダ菌のような常在菌はなくなりませんし、本来は自身が健康であれば防げるものです。元を正さなければ、どうどうめぐりになってしまうものと心得ましょう。

オーガニック・コットンの下着をつけましょう

食べ過ぎによる消化不良も原因の1つ

高性能の生理用ナプキンは取り替える頻度が少なくてすみ、忙しい女性にとって便利なものかもしれませんが、ずっとつけっぱなしにすることでムレやかゆみが起こる原因になります。

下着やストッキングもしかり。今は化学繊維が主流のようで、確かにファッション性は高いかもしれませんが、化学繊維はむれやすく、皮膚との摩擦を起こしやすいもの。肌や健康を考えるとおすすめしません。

感染の予防としても、触れる下着の材質に注意すると、それだけでかゆみが改善する人もいます。通気性をよくすることが何より大切です。

アーユルヴェーダは古来、肌に身につけるものは天然素材をすすめています。いちばんよい下着の素材は、オーガニック・コットンです。天然繊維でも、ムレやかゆみがある場合、シルクは適しません。シルクは保温する力があり、かゆみなど炎症をともなう皮膚トラブルを悪化させることがあるためです。

ナプキンでかぶれる人も多いと思いますが、今は肌に優しいオーガニック・コット

Case 27

ンでできた生理用ナプキンや、布ナプキンも販売されているようですから、試してみるのもよいかもしれません。

かゆみがあるときは、刺激の強い香辛料をふんだんに使った食事は、血管を収縮させ、かゆみを増長させるので、避けたほうがよいでしょう。

また、精神的ストレスも、かゆみに悪影響を与えます。ストレスを溜めこまないように、十分休息をとるようにしましょう。

カンジダ膣炎を繰り返すような場合、アーユルヴェーダでは、体のバランスの崩れに原因があると考えています。

最も大きな要因は消化力の低下です。食事の量は適量であっても消化の火が弱いために、食べたものを完全に消化しきれないこともあります。逆に、食べる量が多過ぎるために消化しきれないこともあります。

食べたものが消化しきれないと、その未消化物から体内に毒素が生じます。その毒素がカンジダ菌の温床になるのです。いずれにせよ、身体バランスの崩れによる免疫力の低下や毒素が根本原因ですから、体のバランスをもとに戻すための取り組みが必要です。対策は、おりものの項目（P112）を参考にしてください。

花粉症・アレルギー性鼻炎

抗ヒスタミン剤などの対症療法が主流
根本治療は開発されていない

アレルギー性鼻炎は、くしゃみ・鼻水・鼻づまり・目のかゆみを4大症状とする代表的なアレルギー疾患です。近年、アレルギー性鼻炎にかかる人の数は増加しており、日本人の5人に1人は、この鼻炎に悩まされているといわれています。

花粉を抗原とする季節性のアレルギー性鼻炎（花粉症）とダニやペットのフケなどを抗原とする通年性のアレルギー性鼻炎があります。

アレルギー体質の人が花粉に繰り返しさらされると、体に花粉に対する特異的な抗体（IgE抗体）が過剰に産生され、アレルギーを引き起こす細胞（肥満細胞）にくっつきます。この状態で花粉が再度入ってくると、抗原抗体反応が起きて、くしゃみ・鼻水・鼻づまり・目のかゆみなどの原因となる物質（ヒスタミン・ロイコトルエンなど）が放出され、花粉症が起こります。花粉症の原因となる植物は、少なくとも

病院で治らない指数

Case 28

40種類以上が知られています。近年、複数の花粉にアレルギー症状を起こす人も増加し、冬以外は常に花粉症を患っている人も。現代西洋医学の治療は、以下が主流になっています。

〈1〉**抗原からの回避**＝アレルギーを起こすものに可能な限り接触しない。

〈2〉**抗ヒスタミン剤など薬による治療**＝薬によってアレルギーの症状を抑えたり、緩和する。市販薬から処方薬まで幅広くあるが、副作用を伴うものが多い。よく知られているのは眠気や不整脈。鼻づまりに良く使われる血管収縮剤は、アレルギー物質により広がった鼻の粘膜の充血や腫れを和らげるので、鼻が通る。ただ、収縮させることで傷ついた鼻粘膜の修復に必要な酸素や栄養が滞り、かえって鼻炎がひどくなることがある。また、鼻だけでなく全身の血管を収縮させるため、血管を縮めた結果、血圧が上がり、脳出血や心不全、心筋梗塞、腸管壊死などを引き起こすことがある。アレルギー性鼻炎は長期にわたり薬を服用する傾向があるので注意が必要。

〈3〉**減感作療法などの免疫療法**＝原因になっている抗原を少しずつ体内に皮下注射をしたり、舌下に滴下することによって、原因抗原に対する新たな免疫（抗体）を作っていく。治療は数年など長期にわたる。効果には個人差があり、確率は少ないが、アナフィラキシーショック（全身に起こるアレルギー症状で血圧低下や意識障害などを引き起こし、場合によっては死に至る）の可能性も指摘されている。アレルギーの原因が複数である場合は、すべてに対して行わなければならない。

〈4〉**手術療法**＝アレルギーを引き起こす鼻の粘膜を、レーザーなどで焼灼する方法。ただし、1回の手術での完治は難しく、1～2年後にアレルギーを引き起こす鼻粘膜が再生される可能性がある。

根治療法はまだ開発されておらず、さまざまな要因が絡まっているでしょう。アレルギー人口が現在、こんなに増えたというのは、そこにひとつの解答があるのではないでしょうか。そこから考える要因は4つです。

〈1〉**食事の欧米化**＝戦後、日本の食生活は大きく変化しました。白いご飯にお味噌汁、少々のおかずや副菜と、比較的質素だった日本の食卓ですが、パンを主食とし、油、動物性たんぱくを多様する欧米風の食事によって、腸内細菌の状態が変化したことがアレルギーを増加させた原因のひとつといわれています。

〈2〉**住環境の変化**＝戦後の経済発展とともに、日本の住居は大きく変化しました。人々

Case 28

は風通しのいい平屋から、気密化したマンションに住むようになりました。空気がこもりやすいマンションではダニやカビが発生しやすいものです。このようなダニ・カビなどのアレルゲンが日々の環境で増えたこともアレルギーの増加の一因と考えられます。

〈3〉**夜型の生活**＝家電の発展とともに人々の生活パターンも大きく変わりました。パソコンやスマホ、メールなど、便利になればなるほど、活動時間が増え、夜型になっていきます。夜型の生活は自律神経に悪い影響を及ぼします。それにより免疫力や自然治癒力といった人間に本来備わる体力が低下したのがアレルギー増加に関わっているのではないかとも考えられます。

〈4〉**抗生物質の多用**＝風邪などで病院にかかると、抗生物質が当たり前のように出されることがあります。抗生物質は体の中の細菌を殺してくれるものです。しかし、同時に人間の免疫機能を整えてくれる常在菌までも殺してしまいます。このことから小さい頃から、ちょっとした病気で容易に抗生物質を飲むという行為がアレルギーを増やしたのではないかという説があります。

間違った食べ合わせが毒になります

鼻炎用スパイスがおすすめ

アーユルヴェーダでは、花粉症をはじめとする多くのアレルギー疾患は、「間違った食べ合わせ」が原因と考えています。間違った食べ合わせが問題なのは、毒素になりやすいからです。つまり、アレルギー症状そのものは毒素だということです。

ただし、毒素のすべてがアレルギーを引き起こすわけではありません。毒素は、まだ体でできたばかりのときは未消化物の状態です。それが酸化すると毒素になります。未消化物や酸化がはじまったばかりの毒素の状態で体外に排出されればいいのですが、なかなか排出されず時間がたち、腐敗が進み、熱を帯びはじめるとアレルギーを起こす毒素に変容するのです。

この熱をもった毒素が、外から入ってくるアレルゲンに反応し、アレルギー反応を引き起こします。

アーユルヴェーダではどんなに栄養価が高いといわれる食べ物でも、消化されなければ体にとって毒素となると考えます。

Case 28

具体的に、食べ合わせが悪いというのはどういうことかというと、消化のスピードが違う物同士、もしくは消化に負担がかかり過ぎる物同士ということです。

たとえば、牛乳は単独で温めて飲むのであれば、速やかに消化され活力素に変わるアーユルヴェーダではおすすめの健康食品です。しかし、牛乳と肉を一緒に使ったシチューのような料理となると、食べ合わせの悪い食事となります。消化の早い牛乳と、消化に時間がかかる肉ということで、牛乳はたちまち未消化物となって体に溜まります。肉のほうも消化に時間がかかるため、毒素になりやすいのです。

《食べ合わせに気をつけたい食材》

- 牛乳×穀物以外の食材全部（牛乳は、温めた物を空腹時に単独で飲みます）
- ヨーグルト×牛乳、酸っぱいフルーツ、肉、魚、メロン、マンゴー、バナナ、チーズ
- 卵×牛乳、ヨーグルト、メロン、チーズ、果物、じゃがいも、トマト、ナス
- ナス科（ナス、じゃがいも、トマト）×ヨーグルト、牛乳、メロン、きゅうり
- 精白小麦×砂糖、乳製品、チョコレート、サトイモ、納豆、とろろいも
- フルーツ×乳製品、炭水化物、肉、魚、揚げ物　＊フルーツは単独で食べる

現在の日本の食習慣では普通に行われているものも多いので、にわかには信じがたいかもしれませんが、アレルギーで悩んでいる人、体の調子が悪い人は、この中でも特に、乳製品やフルーツ、重い食事を一緒に摂る傾向がないかどうか、意識してみましょう。

食べ合わせのよくないものには、食べ物のもつ質の組み合わせの良しあしもあります。質の組み合わせは、あまり神経質になることはありませんが、たとえば、辛過ぎる、熱過ぎる、など何でも「～過ぎる」というのは消化に負担がかかると覚えておくとよいでしょう。

《食べ合わせのよくない組み合わせ》

重いもの×重いもの

うな重、かつ丼、海鮮丼、ハムや卵。チーズのサンドイッチ、肉と魚の両方、重い食事（P94）にあるものを1食のうちに複数食べるなど。

ごく普通に食べるものだと思いますが、消化しにくい物同士です。ごはんやパンの割合を減らすだけで消化の負担は減ります。

Case 28

熱いもの×冷たいもの

熱いパイにアイスクリームや、熱いものを食べながら氷の入った飲み物を飲んだりすること。

正反対の性質のものを同時に飲食することは、胃腸に負担がかかり、消化力を下げ、毒素をうみます。直後に下痢や腹痛を起こしやすいものです。

辛いもの×熱いもの

麻婆豆腐、ピリ辛ソーセージなど。

両方とも熱性の質です。熱の質が増え過ぎると、消化器官のトラブルを招きます。

すっぱいもの×軽いもの

ノンオイルドレッシングなど。

両方とも乾性の質です。軽いものというのは、消化しやすいものの意味で、消化の観点からすると良さそうですが、すっぱいものと組み合わせると軽過ぎてしまい、消化不良を起こしやすくなります。軽いものの例=葉野菜、押麦、そば、雑穀、ノンオイルなど。

塩味×軽いもの・重いもの

ポテトチップス、おせんべいなど。

塩味は体に必要なものですが、軽いもの、重いものと組み合わせたものをたくさん食べると、食欲が過剰に出て止まらなくなったり、ガスが発生しやすく消化不良になります。

苦味×油性・冷性

ゴーヤの炒めもの、タラの芽の天ぷらなど。

苦味は春の山菜や野菜に多く、適度に食べるとデトックスを促進してくれるよい食材です。ただ、油で炒めたり、揚げたりしたものを冷めてから口にすると、毒素に変わりやすくなります。

ここで、熱を帯びた毒素を浄化するアレルギー用デトックススパイスミックスをお伝えしましょう。熱を帯びた毒素はアレルギーだけでなく、喘息やアトピーなど自己免疫疾患にかかりやすくなります。スープや炒めものなどに積極的に使いましょう。

花粉症は草木の芽吹く春先から起こります。つまり、冬にどのような過ごし方をしたかで、症状のあらわれかたがまったく違うものです。

冬は年末年始の華やかなパーティーシーズンですが、食事は食べ合わせに気をつけてみるほかに、小麦や甘いもの、乳製品など重い食事は控えめにしてみることです。

Case 28

《アレルギー用スパイスミックスの作り方》
①すべてのスパイスを次の割合で混ぜ、保存瓶に入れる。
コリアンダー(6):フェンネル(6):ターメリック(3):ショウガ(1):黒胡椒(1)

コリアンダーは毒素の浄化に。フェンネルはアレルギー反応を鎮めます。ターメリックはアレルゲンに働きます。ショウガは消化力を助け、毒素を浄化します。黒胡椒は血管などの体中の管という管のつまりを防ぎきれいにします。

頭痛がひどい

鎮痛剤の処方が基本
飲み続けると、眠気、吐き気の副作用が

頭痛は、日常的に起こる頭痛、脳などの病気が原因の頭痛、いわゆる頭痛持ちの慢性頭痛の3つにわけることができます。

〈1〉日常的におこる頭痛

その時が過ぎてしまえば問題ありません。飲食物（アルコール摂取時や二日酔い、冷たい食べ物を食べた時）、天候（急な気温の変化や梅雨など）、環境（人混みや狭く換気の悪い個室にいた時）、緊張（仕事の疲れや対人関係によるストレスなど）、月経（生理痛に伴うもの）、睡眠（睡眠不足や寝過ぎた時）、病気（風邪で熱がある時）などです。

Case 29

〈2〉脳などの病気が原因の頭痛

時として命にかかわるものもあります。激しい頭の痛みを起こす脳の病気の代表は「くも膜下出血」「脳梗塞」などの脳血管障害などの病気がありますが、その他にも髄膜炎などで強い頭痛が起こる場合があります。脳の病気以外では、副鼻腔炎（蓄膿症）、緑内障などでも頭が痛くなることがあります。

早期に受診するようにしましょう。

〈3〉慢性頭痛

脳自体には異常がまったくなく、原因がはっきりしないまま、繰り返し起こるタイプです。いわゆる「頭痛持ち」といわれるタイプで、頭が痛い症状の人の全体の約80％は慢性タイプだといわれています。

ここでは、〈3〉の慢性頭痛について説明しましょう。治療は薬物療法が基本です。治療薬は、痛みを抑える鎮痛剤が主になります。市販薬から処方薬まで、症状によりさまざまな薬が出ており、頭痛持ちの人で、すでに頭痛薬とは切っても切れない関係になっているという人は、多いのではないでしょうか。外出時も常に携帯していないと不安で仕方がないというほど、精神的に負担となっているケースもあるかもしれません。しかし、頭痛薬は、頭の痛みを治す薬ではなく、痛みを和らげるためのもの。薬が効いている間は痛みが治まっていても、根本的解決をしているわけではないということを忘れないでください。

頭痛が頻繁に起こり、そのたびに頭痛薬を飲み続けていると、痛みを発して脳が不調を訴えている信号を無理やり止めてしまうことになります。痛みを発するセンサーを薬によって抑え続けていると、信号自体が弱くなり、頭痛の痛みに敏感になり過ぎてしまうということもあります。

頭痛に敏感になってしまった状態で薬を頻繁に飲むようになると、薬の効きも麻痺してきます。同じ薬を飲み続けることにより、頭痛センサーが薬の成分も悪者とみなすようになってしまうのです。つまり、頭痛の痛みに薬が効かなくなるわけですから、薬の量を増やしたり、より強い薬を飲むことになったりして、胃を痛める、極度の眠気、吐き気などの副作用を起こしやすくなるのです。

また、頭痛の程度がひどい場合は予防療法として、発作が起こりにくくなるように予防薬を毎日服用する方法があります。

Case 29

たとえば、予防薬として降圧剤を使用することが多くあります。頭痛は、何らかの原因により頭部の血管が膨張し、周囲の血管を刺激することで痛みが起こります。降圧剤を用いることで血圧の上昇を防ぎ、血管が膨張することをあらかじめ抑えようとするわけですが、そもそも降圧剤は血圧の高い人のためのものです。量に気をつけて飲むとしても、血圧に問題のない人が飲めば血圧が低くなり過ぎて、めまい、ふらつき、眠気、吐き気などの副作用を起こすこともあります。また、まったく効かないということもありえます。

予防といっても薬ですから、もし頭痛を抑えることができたとしても、他に弊害が出ることは十分考えられるわけです。他の薬を飲んでいるときは服用できない、休薬期間があるなど制限もあります。

キンキンする痛みには半身浴を

偏頭痛にはココナッツ油

アーユルヴェーダで慢性的な頭痛は、基本的に3つのタイプがあるとされています。体内にある活動のエネルギー、燃焼のエネルギー、滋養のエネルギーのそれぞれのタイプの乱れによって起こるとされ、その混在もあります。

キンキンするような比較的鋭い痛み＝活動のエネルギーにかかわる頭痛

最も一般的で、痛みの強さや部位が変化します。過度な外出、移動、睡眠不足、便秘などが原因となりやすく、緊張型頭痛に近いものです。

↓温めることが有効です。とくに頭部のオイルマッサージ（Ｐ152）はよいでしょう。ぬるめの半身浴（Ｐ218）をし、深い睡眠を十分にとるように心がけます。瞑想は非常に有効。便秘で悪化するので、朝の白湯と排泄を日課とします。冷たい風にあたると悪化するため、風のある日は外出を控えます。白ゴマ油のうがいをします。

Case 29

激しく、焼けつくような感覚の痛み＝燃焼のエネルギーにかかわる頭痛

発汗を伴い、体温の上昇を感じることがあり体を冷やすと軽減します。テレビやパソコンなどのやり過ぎで目を酷使するとなりやすいものです。偏頭痛に近いものです。

↓額にココナッツ油を塗ってから寝ます。夕食の穀物を控えます。日中太陽に30分以上あたらない（とくに10時〜15時）ようにします。早寝をする（遅くとも10時半まで）。夜9時過ぎたらテレビやパソコンやスマホはできるだけ見ないようにします。1日のうち、ジャスミンやラベンダーなど、冷たい香りのアロマを焚くなどして、意識的に神経をリラックスする時間を設けるのもよいです。

頭の重さ（頭重感）があり、鈍い痛み＝滋養のエネルギーにかかわる頭痛

曇り空や低気圧などで生じやすく、また鼻炎や花粉症などがある人に生じやすいのが特徴です。

↓早起きをして、午前中によく体を動かします。重い食事を避け、夕食を軽くする。速く強いオイルマッサージ（Ｐ152）やガルシャナ（Ｐ58）をする。

不眠症

病院で治らない指数

睡眠薬は寝付きをよくしても睡眠の質は悪くなる

倦怠感や頭痛、依存の副作用も

睡眠は、私たちが生きていく上で欠かせないものです。ところが、現在日本人の5人に1人は睡眠に問題を抱えているといわれています。その中心は、入眠や睡眠持続が困難な不眠症です。通常高齢者に多い傾向がありますが、年齢を問わず起こるものであり、最近は若年層も増えています。

現代西洋医学では、不眠症には①入眠障害　②中途覚醒　③早朝覚醒　④熟眠障害の4つのタイプがあるとし、これらが1か月以上続いていると不眠症と診断されます。

市販されている睡眠薬は、睡眠改善薬といって強制的に眠る状態をつくる薬です。これは抗ヒスタミン薬が主成分になっているのですが、抗ヒスタミン薬はよく薬局の風邪薬やかゆみ止めに使われている成分と同じです。その眠気を催す作用が利用されています。ただし眠ることはできても、睡眠の質は悪く、浅い眠りを繰り返している

Case 30

ことがほとんどです。ですから、不眠症を根本から治していることにはなりません。副作用として、慢性的な眠気、神経過敏、頭痛、倦怠感、睡眠薬への依存などがあり、長期で服用することは避けたいものです。

病院で処方される薬の多くは、睡眠導入剤に分類されるものです。大脳に働きかけることによって睡眠効果が得られるものであり、鎮静催眠作用と精神安定（抗不安）作用があります。鎮静催眠作用とは、穏やかに眠りを誘う作用のことで、精神安定作用とは、抗不安作用、すなわち、不安を和らげて精神を安定させるものです。市販薬より即効性があるともいわれますが、体への負担もあります。

たとえば、睡眠薬を長い間内服した後に中断すると、反跳性不眠といわれる離脱現象が起こることがあります。そのため再び眠れなくなり、また服用してしまうこともあります。それが睡眠薬依存のはじまりになるのです。その他にも幻覚、妄想、ふらつき、めまい、頭痛、歩行困難、情緒不安定、倦怠感などの副作用が上げられています。市販薬同様、睡眠導入剤であっても睡眠が根本から完治することはありません。

また、お酒で寝付きをよくしたほうがよいと考える人がいますが、それは間違いです。ごく少量のアルコールは、気分をリラックスさせて寝付きをよくするかもしれませんが、量が増えると、寝付きはよくなっても、その後の睡眠の質を悪化させます。

絹の5本指靴下で体を温めましょう

途中覚醒にはココナッツ油をおでこに

アーユルヴェーダでは、健康な成人と高齢者の睡眠時間は6～7時間、一度寝たら朝までぐっすりと眠り、爽快に目覚めることが正常と考えます。それ以外は程度の差はあれ、何らかの睡眠の問題があるということです。不眠症は、あらわれる症状によって乱れているエネルギーが違うと捉えているため、それぞれのエネルギーを整えることで、不眠症を治していきます。今日からすぐできることをお伝えしましょう。

寝付きが悪く（入眠障害）、朝早く目が覚める（早朝覚醒）

活動のエネルギーの乱れが原因で生じます。活動のエネルギーには変動性があり、それが高まると眠れなくなるのです。高まる原因は、活動のし過ぎ、不規則な食事時間、会話のし過ぎ、精神的ストレスなどです。

→絹の5本指の靴下をはいて寝ます。

このタイプは体を冷やさないようにします。寝る時に絹の靴下をはくことで体が温まると、高まっている活動のエネルギーが落ちついてきます。そのほか、過度な外出を控え、日中でも大きな音や音楽をさけるなど神経を休ませるようにします。夜は夕食に温かいスープを取り入れましょう。リラックスタイムをもうけローズ、ゼラニウムなど甘い香りのアロマを楽しむのもよいです。また、就寝前にぬるめの短い入浴をするようにします。

Case 30

夜中に何度も目が覚める（中途覚醒）、眠りが浅い（熟眠障害）

体内の熱に作用する燃焼のエネルギーの乱れが原因で生じます。燃焼のエネルギーが乱れると、体内に熱が溜まり中途覚醒してしまいます。夏の寝苦しい夜、エアコンが切れてしばらくすると暑くて起きてしまうことはありませんか？　それと同じことが起こるのです。燃焼のエネルギーが乱れる原因は、頭の使い過ぎ、パソコンやスマホ、テレビなどの見過ぎ、何かに熱中し過ぎ、過食、気候が暑過ぎるなど、過度に何かを行ったり、その状態に触れることで起こります。

→おでこにココナッツ油を塗布してから寝ます。

冷やす質のココナッツ油で頭を冷やすようにします。そのほか、夕飯は、炭水化物を減らし、昼にしっかり食べる。夜寝る前に熱い入浴をしない、夜9時過ぎたら明るい光を見ない（テレビ、パソコン、スマホ、コンビニなど）、激しい口論や興奮するような刺激を求めない、午後3時を過ぎたらカフェインは飲まないなど、体と心を穏やかにすることを心がけましょう。日中に美しい自然に触れることも、燃焼のエネルギーの乱れのある人には効果的です。燃焼のエネルギーは視覚と関係しているので、目から美しい自然の光景を取り入れることで、神経がクールダウンします。

朝の目覚めの悪さ

滋養のエネルギーの乱れが原因で生じます。滋養のエネルギーの乱れは、主に重たい食事（P94）を摂りつづけていると起こります。それは体に毒素が溜まっている証拠ですから、主に食事の見直しをすることで解消できます。

↓食後の甘いものを控えます。

砂糖がたっぷり入った甘いものは、とても重たい質で食後に食べると消化されにくく、毒素になりやすいものです。甘いものを食べたい人は、消化力がある食前がよいでしょう。毎朝と食事中に白湯を飲むようにするのも効果的です。ほかは、日中だらだらと過ごさず小まめに動くようにする、こまめに部屋の掃除をし目の前の空間を広げるようにします。一見毒素と関係ないことのように思うかもしれませんが

Case 30

アーユルヴェーダ的に考えると、部屋に溜まったゴミは部屋の毒素と同じです。掃除をすると心まですっきりとして、身軽な気分になった経験がある人は多いと思います。人は心が軽くなると、行動がしたくなるものです。滋養のエネルギーが乱れていると、動きが緩慢になっていますから、行動力を取り戻すためにも部屋の掃除は効果的なのです。

アーユルヴェーダの経典によれば、良質な睡眠は疲労回復のためだけでなく財と愛と叡智をもたらすと考えられています。良質な眠りは最高の活動をもたらすものです。疲れを取るための睡眠というより、幸せに近づくための睡眠という発想もあるのです。

目の疲れ、かすみ

病院で治らない指数

目薬は防腐剤が角膜に悪影響を及ぼすことも

目薬やツボ押しはその場しのぎ

私たち現代人の目の疲れのほとんどは、目の酷使、目の乾きなどによって起こります。

目の疲れを訴えるケースでとくに多いのは、パソコンやスマホ利用者です。長時間同じ姿勢で至近距離の画面を見続けることは、眼球を動かす役割の外眼筋と、対象物にピントを合わせる筋肉（毛様体筋）を疲労させ、目の機能をフリーズさせてしまいます。一定距離で1つの対象を見続けていると、それ以外の距離に合わせようとしても合いにくくなり、遠くがぼやけた感じになるというかすみ目の症状にもつながります。

現代西洋医学では、疲れ目と眼精疲労を区別して考えます。疲れ目は、目の奥の痛みや、目のかすみなどがありますが、目が疲れたと思っても、一晩ぐっすり眠れば目

Case 31

の疲れが取れます。眼精疲労になると、ドライアイ、充血、視力が急に落ちる、まぶたのけいれん、肩こりや頭痛、不眠や吐き気、食欲不振を引き起こすといわれています。さらに眼精疲労のストレスにより、抑うつ・不安感といった自律神経系に影響を及ぼすこともあります。

目の疲れで眼科に行った場合は、検査をし、目薬を処方されるのが一般的です。目薬には、血行促進、ピント調整機能を癒す、目の代謝の活性化などの薬効成分が含まれます。

疲れ目ぐらいでは、わざわざ眼科に行かず、市販の目薬で済ませている人も多いかもしれません。しかし飲み薬に比べ少量しか使わないからといって、あなどってはいけません。目薬にも副作用があります。

ほとんどの市販の目薬の多くには防腐剤が含まれています。これは目薬をさすとき、まつげや指に薬が触れた際に付着する細菌を殺菌するためです。こうした防腐剤のおかげで目薬が清潔に保たれることになるのですが、防腐剤の中には強力なものもあります。使い続けることで、角膜に障害を起こしやすいともいわれます。

医師の処方薬には防腐剤なしの目薬が多いですが、以下の副作用は、市販薬、処方薬ともにみられます。

- 血流をよくするために配合される血管拡張作用によって、充血がひどくなる。
- 目薬が目の周りについてしまうことで、かゆみ、赤み、ただれが起こることがある。
- 炎症を抑えるステロイド配合の目薬は、炎症を抑える働きが強いのと引き換えに、眼圧を上昇させてしまうことがある。眼圧が上がった状態を放置すると、眼圧の上昇が原因と考えられる緑内障を引き起こすおそれがある。

また、目が目薬に慣れると、目薬がないと目の機能が働かないようになることもあります。たとえば、ドライアイで目の乾燥が気になり、1日に何回もささないと効いている気が起こらず、さらに目薬の量を必要とするようになってしまうといったことです。こうなってしまっては、目が治っているどころか、むしろ目薬によって退化しているようなかんじさえします。

さらに、目が疲れると目頭と鼻の付け根の骨との間を押さえたりします。いわゆるツボ押しです。ツボを押すと一時的に症状が和らぐかもしれませんが、目の疲れをなきものとすることは到底難しいものです。

Case 31

目の疲れは、目を休めることでしか改善できません。目薬やツボ押しは対症療法であり、効果が未来永劫続くものではないということです。

そのほか、メガネやコンタクトレンズの度が合っていない人や40～50代の人で目の調節力が落ちてきて老眼が始まった人も、無意識に目を酷使しがちです。

また、疲れ目と肩こりは関係していて、首や肩のこりが目に及ぶ場合もあれば、目を酷使することで首、肩などの筋肉や神経に負担をかけ、肩こりになる場合もあります。原因を正しく知ることが大切です。

目のオイル湿布で鎮静させましょう
冷やすことで滋養のエネルギーを回らせる

アーユルヴェーダで目の疲れは目の酷使の結果、体の3つのエネルギーが弱り、機能が低下していると考えます。3つのエネルギーとは、活動のエネルギー、燃焼のエネルギー、滋養のエネルギーのことです。通常はこの3つがその人にとってバランスよくある状態が健康なのですが、目を酷使すると、それぞれが乱れ、不調としてあわれるのです。目の乾燥は、活動のエネルギーの乱れの症状のひとつであり、ドライアイや、目のピント調整機能を狂わせます。

また、視覚は五感のひとつであり、脳の神経系統と密接に絡んでいます。目の酷使によって視神経が消耗すると滋養のエネルギーが速やかに回ってこないため、目の力そのものが弱ります。それが急な視力低下や、かすみなどにつながります。

対策としては、目のオイル湿布をおすすめします。オイルは必ずギーを使います。ギーは体を冷やす作用のオイルです。目は冷やすとよい部位なので、このギーを使って目の血液の流れや代謝の流れを正常にしていきます。

目の疲れ、視力回復から脳神経まで深く休ませることができ、定期的に行うことで、

Case 31

いわゆる目の老化を防ぐことができます。はじめてする人の中には、終わったあとに、めやにのような毒素が出てくる人もいます。

そのほか、疲れ目には以下に留意しましょう。

- 適度な明るさの下で目を使うようにします。眩し過ぎても、暗くてもいけません。
- 美しいものや幸福になるものを意識的に見るようにします。逆に悲しみや苦痛を感じるものを見ないようにします。
- ギー、サフラン、レーズンを料理に使うようにしましょう。
- 薄皮を剥いたアーモンドを毎日4、5粒食べましょう。
- 夜9時以降は、目を使う作業（読書、パソコン、スマホなど）は避けましょう。

《目のオイル湿布のやり方》

- 材料＝ギー、コットン、ボウル

①ボウルに人肌に温めたギーを適量いれます。

②1のボウルにコットンを2枚ひたして、左右の目の上に置きます。そのまま10分程度ゆっくり休みましょう。

口の中がネバネバする

歯周病以外は歯磨きか口腔洗浄液

加齢やストレスでネバネバに

ちゃんと歯磨きをして寝ても、朝起きたときに口の中がネバネバしているという人がいます。非常に不快なものです。現代西洋医学で口の中のネバネバの原因は大きく3つと考えています。「歯周病」「口腔乾燥症」「粘液性唾液」です。

最も多い原因は歯周病です。実は歯みがきのときに出血したりしている人は、これに該当します。歯槽膿漏や歯肉炎になりかけているかもしれません。

口腔乾燥症は、いわゆるドライマウスと呼ばれ、ストレスなどによる唾液減少、薬の副作用などがあり、味覚異常、口臭の原因となり、歯周病や虫歯にもなりやすくなります。薬の副作用というのは、糖尿病、高血圧などの生活習慣病の治療薬に、口腔乾燥をきたす薬剤があります。副作用の少ない薬剤への変更や薬剤量の軽減が必要ですが、現実には全身疾患との関連などで変更不可能な場合も多いものです。

病院で治らない指数

Case 32

粘液性唾液については、唾液には、漿液性と粘液性があり、粘液性が多いと口の中がネバネバするのです。生まれつきの人もいますが、加齢やストレスによって、「最近口がネバネバする」と、悩む人も少なくありません。

まずは歯医者に行くことが多いと思います。対策として、食事の時に、食べ物をゆっくり多く噛んで唾液をたくさん出すことと、こまめに水分を摂ること、禁煙や口呼吸の改善などがいわれます。ただ原因によって、それだけでは治らない場合も多く、歯周病は一度なってしまうと、完治が難しいといわれます。進行具合によって対処が異なります。正しい歯みがきの指導、歯石とりにはじまり、ひどくなると歯を維持することが難しくなり、なんらかの外科的な手術が必要なこともあります。糖尿病などの成人病がかかわっていることも多く、治療が困難な疾患のひとつです。

ドライマウスのケアと治療では、唾液分泌促進剤や保湿剤が配合された洗口液を使用することもあります。薬の種類や症状により、3か月から1年ほどの服用が必要になりますが、副作用が強く、多汗、下痢、頻尿などをおこすことがあります。喫煙や口呼吸などの生活習慣の改善をおこないます。

また、いつも口の中が苦いという人は、肝炎の初期状態など、病気の可能性があることもありますので注意しましょう。

舌掃除にはタングクリーナーを使いましょう

ネバネバは毒素のあらわれ

アーユルヴェーダでは、口内の粘り気は滋養のエネルギーの乱れと考えます。簡単にいうと、そのネバネバは毒素のあらわれです。

人の体は寝ている間に代謝が行われます。アーユルヴェーダで朝がデトックスタイムといわれるのは、前日までの老廃物が最も出やすくなっている時間帯だからです。排泄をし、お風呂で皮膚に浮き上がった汚れや汗を洗い流し、歯みがきで口内を清潔にすることで、毒素を洗い流します。ただし、口内に出てきた毒素は歯みがきだけでは取り除けないのです。朝起きたら、舌の様子を鏡で見てみましょう。ざらざらしていたり、白っぽいものが付いていたり、茶色っぽくなっていたりするかもしれませんが、それは毒素です。そのままにすると、また体内に戻ってしまいます。

まず、朝タングクリーナーで舌の掃除をすることを習慣にしましょう。

舌ゴケは、歯ブラシなどでこすると、味覚細胞を傷つけてしまうこともあるので、専用のものを使いましょう。通販などで比較的簡単に手に入ります。舌ゴケをとるこ

Case 32

とは、口内のトラブルの全般に効果的です。

舌ゴケをきれいにしたら、白ゴマ油のうがい（P219）をすると、粘り気以外にも、口臭、歯周病、ドライマウスの予防になります。


舌ゴケは毒素の一種といいましたが、毒素は食べ物が関係しています。

パンや砂糖などの消化に重いものを多く食べると、唾液の粘性が増しますので、控えめにします。

パン、クッキーやせんべいといった乾いた質のもの、コーヒーやアルコールなどの刺激物、チリや唐辛子などの辛いもの、生の葉野菜などの苦みや渋みある食事をさけましょう。

《舌のケアのやり方》
● 必要なもの＝タングクリーナー
①朝、起きたらやさしくタングクリーナーで舌を掃除します。

よく口内炎ができる

塗り薬は原因除去にはならない
最も多いアフタ性口内炎は原因不明

口内炎は、口の中の粘膜の表面がさまざまな刺激や体の内部の要因で炎症を起こしてできるものです。

歯茎にできる歯肉炎、口角にできる口角炎、舌にできる舌炎、唇にできる口唇炎などがあり、最も多いのが原因不明なアフタ性口内炎（潰瘍性口内炎）です。

アフタ性口内炎は、栄養不足、睡眠不足、ストレスなどが原因といわれています。その他、ウイルス性口内炎（ヘルペス性口内炎、カンジダ性口内炎）、カタル性口内炎（入れ歯が合わずに傷つく、噛んでしまった、火傷などの物理的な粘膜損傷による）、アレルギー性口内炎などがあります。

Case 33

治療法としては、以下があります。
〈1〉塗り薬、ステロイド軟膏を塗って炎症を和らげる（症状の緩和目的、原因除去にはならない）
〈2〉うがい薬、洗口液による口内のケア（薬剤によっては、耐性菌が発生し徐々に効かなくなる、含有成分の体内への蓄積、着色などがあり得る）
〈3〉ビタミンB_2の補充（ビタミンB_2は主に皮ふや粘膜の健康維持を助ける働きをするといわれますが、口内炎ができるほど不足してしまうことは稀です。不足していない人には効きません。不足している人はわずか10～20％といわれる）

また、医師から処方された鎮痛剤や抗生物質の薬の副作用で口内炎ができることもあります。その場合は、その薬を止めたり減量したりするのが一番ですが、勝手に止めたりせず、医師に相談しましょう。

チョコレート、カフェイン入りドリンクをやめましょう

過食が熱のエネルギーを乱して炎症を引き起こす

現代西洋医学では、原因不明とされるアフタ性口内炎ですが、アーユルヴェーダでは口腔粘膜に毒素が付着し、それが体内の燃焼のエネルギーの乱れにより、生じると考えています。

燃焼のエネルギーは、体内で「熱を作る」仕事をしていますが、乱れると炎症という形で皮膚などの表面にあらわれてきます。口内炎もそのひとつです。

とくに、燃焼のエネルギーが乱れると、過食傾向になるため、「食べ過ぎ↓体内に熱が増える↓炎症を起こす」ことになります。そのため、過食などをして数日経つと口内炎ができやすいのです。

予防としては、第一に毒素を作らないように、過食をしないこと。オイルのうがいで口内環境を整えることもとても有効です（P219）。

また、口内炎が癖になっている人もいますが、そういう人は、日頃から燃焼のエネルギーが乱れやすいタイプなのかもしれません。

Case 33

辛過ぎる、熱過ぎる、酸っぱ過ぎる、量が多過ぎるものは燃焼のエネルギーを乱す傾向があります。

チョコレート、カフェインの入ったドリンク、アルコール、唐辛子などの激辛なもの、チーズなどの発酵食品も摂り過ぎはNG。好きな人は、控えたほうが賢明です。

燃焼のエネルギーを整える食事は、消化しやすいもの、水分が多いもの、甘味があるものです。コリアンダーやカルダモンといったスパイスを料理に使うのもよいでしょう。

声がかれやすい

薬を飲み続けるとポリープなどの原因にも

2週間以上続けば、検査が必要

久しぶりに電話した相手の声が以前と違った気がしたり、昔のホームビデオを見て、自分の容姿だけでなく「声」の違いに愕然としたことはありませんか？　現代西洋医学では、声は加齢とともにかれる傾向があり、総じて女性は低く、男性は高くなる傾向があるといわれます。

声帯は筋肉でできているため、加齢や使わないことにより衰えます。すると、声帯のひだが閉じにくくなり、振動しづらくなって、かれた声になります。

声帯の表面の粘膜の下には弾力性を保つヒアルロン酸があります。また声帯表面の粘膜は唾液と同じ粘液で覆われており声帯が振動する際の潤滑油の役目を果たしています。加齢によりヒアルロン酸や粘液も減少するので、声がかれたり、しゃべりにくい、痛いといった症状が出てくるのです。

Case 34

痛いというのは炎症を起こしているということで、長年の喉の使い過ぎ、喫煙、飲酒、風邪などによって声がかれるケースです。実際、声がかれるまでになっていると、声帯の粘膜が麻痺し、痛みを感じにくくなっているかもしれません。

声のかれが気になり病院にいくと、炎症止めや鎮痛剤を処方されます。喉の酷使が一時的なものであれば、それで回復するかもしれませんが、繰り返し喉を酷使したり、喫煙、飲酒などで喉に刺激を与え続けていると、薬もやがて効かなくなってくるでしょう。薬で炎症を抑えてしまうことで、ポリープ、腫瘍、咽頭がんといった別の疾患につながる可能性もあります。

咽頭がんの大半は声門にできます。男女比は10：1で男性に多いものです。声のかれが2週間以上続く場合には、検査を受けましょう。

塩&ターメリックうがいで炎症を鎮めましょう

不規則な生活、睡眠不足に気をつける

アーユルヴェーダでは、声のかれは、活動のエネルギーの乱れで起こるといわれています。

活動のエネルギーの乱れの特徴として、乾燥性があります。たとえば、夜更かしをすると、寝ないで動き続けるので活動のエネルギーが乱れます。徹夜明けに身体が「冷え」たり、皮膚のきめがバサバサして「粗く」なるのは、活動のエネルギーが乱れ、乾燥性が増えたせいなのです。

喉のかれも同様で、喉の酷使で活動のエネルギーが乱れ乾燥性が増えています。カラオケで大声で歌いまくるとか、何時間もおしゃべりするなど、一時的なことでもなりますが、慢性化するのは普段から忙しく、不規則な生活を送り、睡眠不足の人が、なりやすいものです。

予防として、オイルうがい（P219）は有効です。

喉に痛みがあり、炎症を起こしている場合には、塩とターメリックのうがいがよい

Case 34

でしょう。これは風邪にも効きます。

《塩＆ターメリックうがいのやり方》

•材料＝ターメリックと塩　各ティースプーンに1／4ずつ

①200ccくらいのぬるま湯に材料を溶き、うがいします。

＊外出から帰って来たときにするのが効果的です。

咳や痰が止まらない

薬で咳を抑え込んでも根本原因はなくなりません

咳の原因は30以上

咳や痰が止まらないというと、風邪が原因と考えがちですが、実際は咳を発生させる病気はたくさんあり、患者の割合が多い気管支喘息含めて30種類以上の病気が原因になりえます。代表的なものは以下です。

- 風邪やインフルエンザ＝咳、発熱、喉の痛み、鼻水が出る。熱が出て、乾いた咳から、痰がからむ咳に変わり、黄色い痰が出るようなら風邪を疑う。放置すると、急性気管支炎になることがあり、咳や痰が悪化する。
- 慢性閉塞性肺疾患（COPD）＝「2年間連続して、冬季3か月以上ほぼ毎日咳や痰が見られ、その症状が、肺、気管支、上気道によらないもの」とされ、喫煙者に多く、80％が40歳以上。男性が女性の2・5倍。気管支喘息への移行や合併あるいは扁桃炎や副鼻腔炎との合併もある。以前は慢性気管支炎と呼ばれていた。

病院で治らない指数

Case 35

・インフルエンザ＝関節痛や全身のだるさがすぐに出るのが特徴。
・急性気管支炎＝乾いた咳から痰が出て、湿った咳が出る。発熱や胸痛をともなうマイコプラズマ肺炎の場合は、咳が激しく続く。
・気管支拡張症＝咳が長期間続き、濃黄色の痰が大量に出る。発熱を伴うこともある。悪化すると血痰が出る。
・胸膜炎＝乾いた咳、発熱、胸痛、呼吸困難がでる。肺結核、咳や痰、疲れやすさ、微熱、食欲減退、体重減少などの症状があり、数週間以上続く。

ほかにも、何かに対するアレルギー反応で咳や痰が出続ける場合があります。病院では原因究明のために、検査などをし、背景に右記のような病気があれば薬物治療をしていきます。

ただ、長引く咳や痰は心因性だったり、原因が不明なことも、実は多いものです。その場合は、とりあえず咳や痰を抑える薬を飲んだり、うがい薬を処方されたりして様子をみたりしますが、薬を飲んだところで、咳も痰も根本からなくなるわけではありません。咳や痰が出るというのは何らかの体からのサインですから、薬で抑えていても完治はできないのです。

塩・黒胡椒うがいで、痰を出し切りましょう

出し切ることでデトックス

ここでは、大きな病気ではなく、現代西洋医学的には、原因不明の咳や痰が続くケースについて説明します。

アーユルヴェーダで咳は活動のエネルギーの乱れで生じ、そこに滋養のエネルギーの乱れが加わると痰がからみ、咳が長引くと考えます。

滋養のエネルギーは、砂糖の摂取で悪化します。

重い食事（P94）はすべて滋養のエネルギーを増やす傾向がありますが、中でも砂糖は胃の中に入ると即座に滋養のエネルギーとなり、悪化しやすいものです。

その他、とろろ、バナナ、納豆、メカブ、餅、さといも、アボカドなど、粘性のあるも食べ物は、滋養のエネルギーが悪化するので避けるようにします。

肉体からの分泌物は、すべて食事からできています。つまり、咳や痰が出続けるのも、そこに問題があるからで、今のあなたの食生活を反映しているといえるのです。

アーユルヴェーダとしては、薬で抑えつけたりせず、出てくるものは出してしまう

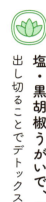

ほうが体のデトックスになりよいとしています。

《痰を浄化する方法》

●生ハチミツレモンジュース（水やぬるめのお湯にレモンの搾り汁と生ハチミツを溶いたもの）を空腹時に飲む（胃腸の浄化）。

●ショウガ麦茶（麦茶を沸かすときにショウガのスライスを2、3枚入れたものを飲む）、白湯も同様に胃腸の浄化になる。

●塩・黒胡椒うがいは滋養のエネルギーを浄化する。

《塩・黒胡椒うがいのやり方》

●材料＝塩（ティースプーンに4分の1）、黒胡椒粉末（2つまみ）

①200ccくらいのぬるま湯に材料を溶いて、うがいします。

＊黒胡椒は粘液を排出させる効果があります。とくに、喉に痰がからむ時は即効性があります。鼻のつまり、花粉症予防にもおすすめです。

Case 35

イライラする

向精神薬の副作用で、さらにイライラも
重度のイライラはうつや自律神経失調症の可能性も

イライラとは自分の思うようにならず、気が焦るさまをいい、日常茶飯事、誰にでもあることです。

しかし、イライラの程度がひど過ぎると、日常生活に支障をきたすこととなります。性格的に真面目で自分に厳しかったり、心に余裕がもてないと、周囲のちょっとしたことにでも敏感に反応してしまいイライラが募ることもあるかもしれません。

体の面からいうとイライラは神経が興奮している状態です。怒りの感情が生まれるとアドレナリンが分泌されて、交感神経が優位に働きます。イライラして手が震えたり動悸がひどくなるような場合は、交感神経が過剰に働いている状態です。

イライラが止まらない病気の代表に、うつ病や強迫性障害、自律神経失調症などがあります。

病院で治らない指数

Case 36

また、月経前症候群（ＰＭＳ）、更年期障害などで女性ホルモンの変化で自律神経が乱れることでイライラしやすくなります。

単純に狭くて熱い空間に長時間いる時などにもイライラは起こりやすいとされています。

イライラの症状が情緒不安定と診断されると、病院では、抗精神薬やサプリメントが処方されることがあります。しかし、一部の向精神薬や睡眠薬などでは、副作用としてかえってイライラがでることが知られています。薬で神経をコントロールすることは不可能なことで、対症療法にすぎません。根本から自律神経を整えることが大切になってきます。

オリーブ油でマッサージして熱を冷まします
原因は疲れ、弱った自分を休ませる

アーユルヴェーダでイライラは、体の燃焼のエネルギーの乱れによるものと考えています。

人は自らを守るために他者から攻撃を受けたときに、それを跳ね返すために怒りの感情をもちます。それは正しいことです。

それとは異なり、燃焼のエネルギーが乱れていると、些細なことで怒りがあらわれます。

怒りのあらわれ方として、「カッとする」とよくいいますが、それは何かがきっかけで怒りの火種が一気に発火したようなかんじです。

一方、イライラというのが怒りの火種がくすぶりながら、ちょこちょこ発火しているようなかんじです。

つまり、燃焼のエネルギーが絶えずくすぶり続けるほど増えてしまっているわけですが、その大きな要因は、疲れです。

Case 36

忙しい、不規則な生活、睡眠不足で慢性的に弱っている人は多いものです。疲れていると、どんな人でも余裕がなくなり神経が過敏になって、イライラします。まずは十分な休息をとり、弱っている自分を回復させることが大事です。

最近イライラしがちだとか、イライラの自覚がある人は、体を冷やす質のオリーブ油でマッサージ（Ｐ33）をしてみると、冷静になれます。

またイライラしやすい人は、意識的に過度に刺激的な娯楽には触れない（暴力的な映画、口論番組など）、辛いもの、刺激物、カフェイン、アルコール類などの食事は避けるようにしましょう。

気分が憂うつである

精神安定剤は飲んでみないと効果がわからない

倦怠感、口の渇きなど副作用も

憂うつである、気分がおちこんでいる、などの症状を「抑うつ気分」と呼びます。最近は「プチうつ」などと表現する人もいます。現代西洋医学では、その強い状態を「抑うつ状態」といいます。

抑うつ状態が重症化すると「うつ病」と診断されます。薬が投与されるのは、内因性は、「典型的なうつ病」といわれるものです。アメリカ医学会がうつ病の症状を定めたガイドラインに従って、医師が診断するのが一般的です。症状としては、「常に気分が沈んでいる」というのが代表。

もうひとつは心因性があり、性格や環境が深く関与している場合で、「抑うつ神経症」と呼ばれます。どちらも症状の重度によって、使われる薬はさまざまですが、基本的には抗うつ薬を投与されます。うつ病の人の脳の中では、ノルアドレナリン、セ

病院で治らない指数

Case 37

ロトニンという脳内物質が伝達されないため、うつ状態が起こっています。

抗うつ薬は、脳内のノルアドレナリン、セロトニンに作用して、脳内のこれらの物質の伝達を改善することでうつ病を治していきます。ノルアドレナリンの増加は意欲を高め、セロトニンの増加は不安感をやわらげ、うつな気分を楽にします。

副作用の症状としては、肉体症状として全身の倦怠感、口の渇き、便秘、眼精疲労、排尿障害、性欲減退、体重増加、薬への依存傾向などがあります。どの抗うつ剤も効果が出るのは、2、3週間ほど先になるとされ、薬に対する副作用、効果の出方も個人差が大きく、実際に飲んでみないとどれが効くかわからないのが現状です。

最近は「うつ病はこころの風邪。早く薬を飲んで休みましょう」という啓発活動が不適切に広まっている懸念があります。安易にうつ病と診断し、必要なことをせずにただ薬を飲むケースが増えているように思います。

必要なこととは、身体疾患、薬物、性格や環境因子などをよく考慮し、まずはそれらに対処し、その上でうつ病の診断基準（大うつ病）を満たすなら、薬物療法を開始することです。

抑うつ神経症や気分変調性障害の場合は、薬物療法ではなく、環境の調整、自身の性格や状況への対応などがまず大切です。

物を溜め込まず、こまめに掃除をしましょう

白砂糖をやめて、食事も工夫を

アーユルヴェーダでは、内因性の典型的なうつ病、心因性の抑うつ神経症は、滋養のエネルギーが悪化し、やる気を起こす燃焼のエネルギーが減少している状態とみます。

アーユルヴェーダ的な治療としては、滋養のエネルギーを整えることをベースに、燃焼のエネルギーを元気にしていきます。

滋養のエネルギーはバランスが整っていると、寛容で優しさにあふれ、粘り強く物事をおしすすめ、安定感をもたらすエネルギーです。

しかし、大きくバランスを崩し、滋養のエネルギーが悪化すると、自分の世界に引きこもる、家から出ない、被害妄想に陥る、無気力、怠慢、物を溜め込むといった傾向に転じます。

まず、人間誰しも嫌なことがあったり、疲れていれば、元気がなくなり、何もした

Case 37

くなるのは普通です。体が休みたいといっている証拠ですから、休息を十分にとります。

しかし、それが長引いたり、日頃からうつっぽくなりがちという自覚がある人は、物が溜まらないようにこまめに掃除をしましょう。

不眠症の項目（P１８０）で触れていますが、目の前の空間がいつも広々としていると、それだけで人はすっきりと思考ができ、行動も機敏になります。

「寝る前に、ダイニングテーブルに物をいっさいおかない」「仕事のデスクを片づけてから退社する」といったことをひとつするだけでも、驚くほど効果的です。翌日の気持ちよさを想像してみてください。行動が変化します。

午前中から活動的に過ごし、生活がマンネリ化しないようにさまざまなことにチャレンジするのもよいでしょう。

また、アーユルヴェーダでは、典型的なうつ病は、食事で改善できると考えています。滋養のエネルギーの乱れは、ほとんどが食生活からきているからです。

鬱々として、動きたくなくなり、気分が塞ぎこむのは、体に毒素が溜まっているからともいえるのです。

基本的には、朝食は軽くし、葉物のスープや味噌汁にする。昼を基本に食事を摂り、夕食は再び軽くします。

とくに白砂糖を使ったお菓子などの間食、夕食は重い食事（P94）は摂らないといった食生活を1か月ほど徹底してやってみましょう。

クリニックの患者さんの中にも、食事の改善で典型的なうつ病を完治したかたがいらっしゃいます。

燃焼のエネルギーは、やる気や活力の元になるわけですが、滋養のエネルギーが抑うつ状態になるほど乱れた状態は、いわば心身が冷え切っているともいえ、その冷たさのために、燃焼のエネルギーが弱められている状況です。

アーユルヴェーダ的に見てみると、燃焼のエネルギーが弱っていると、心臓の元気がありません。そのような人の場合、胸が苦しかったり、呼吸が浅かったり、元気がでなかったり、願望を持てなかったりします。

こういう時は、心臓のストレスを浄化します。家でできる良い方法は、ピッチタラナといって、白ゴマ油の温湿布をお風呂ですることです。

また、燃焼のエネルギーが下がり、元気がないときは、好きなことをする、美しいものや楽しいものに意識的に触れるといったことも効果的です。

《白ゴマ油温湿布のやり方》

・材料＝白ゴマ油（適量）、コットン（数枚）、ボウル

①小さなボウルに人肌に温めた白ゴマ油を入れ、コットンをつけます。

②1のコットンを心臓にのせ、コットンが冷めるたびに交換することを、15～20分程続けます。

＊行う時間帯は朝、もしくは夕方がベストです。月経開始3日間を除き、毎日やってもかまいません。

Case 37

Column 12

正しい半身浴

半身浴は、心臓に負担をかけず、体全体を温めることができます。どんな体質の人にもよい健康法です。続けることで冷えの解消につながり、代謝がよくなるので、毒素が溜まりにくい体になります。

半身浴に最も適した時間は朝か夕方ですが、夜に入浴する人は、布団に入る3時間前には済ませましょう。夜寝る直前の入浴は体が温まってよく思えますが、実は目が覚めてしまい、深い眠りの妨げになってしまいます。

《半身浴の仕方》

①約40度のお湯を、自分のおへその上くらいまでになるように浴槽にはります。

②上半身と腕はお湯につけず乾いたままで湯船に浸かります。

＊浴槽のふたを半分閉めて、乾いたタオルを敷きそこに腕を乗せると心地よいでしょう。

＊浴室が冷える場合は肩に乾いたタオルをかけるとぽかぽか温かくなります。

③20〜40分、うっすら汗をかくまで半身浴を楽しみます。ダラダラ汗をかくまで行うと、かえって体力を消耗し、体を冷やしますので避けましょう。

Column 13

オイルうがい

オイルうがいは、マッサージと同じ白ゴマ油を使って行います。白ゴマ油は無色無臭でさらっとしており、味もほとんどなく、口内がベタベタすることはありません。

風邪、声がれ、口臭や口の中のネバネバ感、口内炎の予防、花粉症やインフルエンザ対策としてたいへん効果的です。口内環境の改善だけでなく、続けることで白髪などの髪の老化を予防できる上、肌も輝きを増します。朝や夕方に行います。

白ゴマ油はスーパーで買うことができます。太白ごま油として売られています。

《オイルうがいのやり方》

● 材料＝太白ごま油（適量）

①白ごま油を大さじ1程度、口に含みます。

②通常のうがいと同じようにがらがらとうがいしたら、すぐに吐き出さず、数分間は口に含んだままにします。

③口から出したあとは、さっと口をゆすいで終わります。

健康と幸せの関係

幸福を拡大させる生き方とは

この本は自分自身で命の輝きを取り戻して、本当に健康になるためのものです。特別な病気を治す目的ではなく、結果的に、不調や病気があっても結果的にそれがなくなっていくことを含みます。アーユルヴェーダは、「幸福を拡大する」という目的のために備わった智慧と考えてください。

アーユルヴェーダでは、健康度をステージで表現しています。

〈0〉完全に健康な状態
〈1〉局所的にエネルギーのバランスが乱れている
〈2〉乱れが広がりつつある状態
〈3〉エネルギーの乱れが体全体に広がり、消化や排泄などの生理機能が乱れている。しかし、まだ組織の代謝は正常にたもたれている

〈4〉3にくわえ、組織の代謝も乱れている
〈5〉組織の代謝の乱れが進行し、正常な状態への回復が困難。慢性化している状態
〈6〉組織の代謝そのものが崩壊し、生理機能は衰弱している

〈1〉と〈2〉は、現代西洋医学では検査で異常が発見されないため、健康であると診断されます。〈3〉は、検査で異常が出る事があってもまだ病名がつかない状態です。〈4〉になってようやく診断基準が満たされ、病名がつきます。東洋医学で未病と言う時でも、〈3〉を示していることが多く、しかしほんとうは、〈1〉、〈2〉、〈3〉はすべて未病であり、本当の健康ではありません。

私のクリニックには、すべての段階の患者さんがいらっしゃいますが、病院にいっても原因がわからないと言われた〈1〉、〈2〉、〈3〉の方は、本当に大勢いらっしゃいます。いつも心が不安とか、食欲にムラがあるとか、眠れないとか、便秘だとか……。

本書は、〈4〉の人が〈3〉に、〈3〉の人が〈2〉に、そして〈2〉の人が〈1〉になっていき、最後にほんとうの健康である〈0〉になるためのものです。

薬は症状を抑え込むだけで、根本の原因を治しているわけではありません。

薬は検査数値を下げているかもしれませんが、ステージ0に向かっているわけではないのです。

現代西洋医学では、診察をすると、不調の箇所だけをみて、病気かそうではないかの二者択一、二元的な捉え方をします。完全な健康という考え方がないともいえます。アーユルヴェーダのいう健康は、一元的で、不調から幸福までひとつにつながっています。

朝、すがすがしく目覚め、気持ちのよい排泄がある。おいしくごはんが食べられ、体がよく動き、充実した活動で心が満足し、人間関係によろこびを感じると、自身が至福に溢れてくることを感じます。自身で自身をちゃんと整えていくと、その兆候に気づくときがきます。それが本当の健康に近づいている証拠です。すると、薬や検査に頼る必要が、やがてなくなっていくでしょう。本書がその手助けとなれましたら幸いです。

蓮村　誠

蓮村 誠（はすむら まこと）

1961年生まれ。東京慈恵会医科大学卒業、医学博士。

医療法人社団邦友理至会理事長。オランダマハリシ・ヴェーダ大学、マハリシ・アーユルヴェーダ認定医。特定非営利活動法人ヴェーダ平和協会理事長。東京慈恵会医科大学病理学教室および神経病理研究室勤務後、1992年オランダマハリシ・ヴェーダ大学、マハリシ・アーユルヴェーダ医師養成コースに参加。現在、診療に当たる傍ら、マハリシ・アーユルヴェーダ医師養成教育、全国各地での講演活動、書籍執筆などマハリシ・アーユルヴェーダの普及に努める。

著書に『幸せになるためにやってはいけないこと』『アーユルヴェーダ式 2週間で毒出し生活』『毒出し完全スープ（共著／青山有紀）』（ともに大和書房）、『50歳から毒を出す女 ためる女』『毒を出す食 ためる食』（ともにPHP研究所）などがある。

病院《びょういん》では教《おし》えてくれない不調《ふちょう》の治《なお》し方《かた》

2016年12月20日　第1刷発行

著者　蓮村《はすむら》 誠《まこと》
発行者　佐藤 靖
発行所　大和《だいわ》書房
〒112-0014 東京都文京区関口1-33-4
電話 03-3203-4511

ブックデザイン　林 真（vond°）
イラスト　林 真（vond°）
校正　メイ
印刷所　歩プロセス
製本所　ナショナル製本

ISBN978-4-479-78360-2

http://www.daiwashobo.co.jp/